Cholesterin – Diät

Ingrid Malhotra

Cholesterin Diät

Die richtige Ernährung
bei zu hohem Cholesterin-Spiegel
Wertvolle Tipps zur richtigen Lebensweise
Mehr als 160 internationale Rezepte
Mit einem Vorwort von
Dr. Anne Calatin

Seehamer Verlag

© by Autorin und Verlag
Genehmigte Sonderausgabe für
Seehamer Verlag GmbH, Weyarn
Titelgestaltung: Bine Cordes, Weyarn
Titelfoto: Peter Kölln, Köllnflockenwerke
Printed in Austria
ISBN 3-929626-86-1

INHALT

Vorwort 7

Einleitung 13

Einige Worte der Erklärung 15
  Unterschiede zwischen cholesterinarm und
  kalorienarm, cholesterinfrei und vegetarisch 15
  »Gutes« und »böses« Cholesterin 16
  Verschiedene Formen der Stoffwechselstörung . 17
  Lebensweise im allgemeinen 19
  Gewicht und Bewegung 26
  Eigenschaften von Ölen und Fetten 27
  Liste der völlig verbotenen Lebensmittel 30
  Liste der zu empfehlenden
  Lebensmittel und Zutaten 33

Cholesterinarme Rezepte 37
  aus Deutschland 37
  aus Frankreich 51
  aus Italien 63
  aus China 75
  aus Indien 85
  aus aller Welt 95

Cholesterinfreie Rezepte 109
  aus Deutschland 110
  aus Frankreich 125
  aus Italien 134
  aus China 143
  aus Indien 149
  aus aller Welt 155

Leicht anzupassende Rezepte 168

Müslivariationen 174

Wochenpläne für eine ausgewogene Ernährung ... 180
Lexikon der Zutaten und Kochpraktiken 183
Nahrungsmitteltabelle (Durchschnittsgehalt an
    Fett, Cholesterin, gesättigten und
    ungesättigten Fettsäuren) 187
Register nach Sachgruppen 201
Alphabetisches Register 204

Abkürzungen und Erläuterungen

Die Rezepte sind, wo nicht anders angegeben,
für 4 Personen bestimmt.

EL   = Eßlöffel
TL   = Teelöffel
Msp   = Messerspitze
g   = Gramm
l   = Liter
dl   = $\frac{1}{10}$ Liter (Deziliter)
cl   = $\frac{1}{100}$ Liter (Zentiliter)
ml   = $\frac{1}{1000}$ Liter (Milliliter)
1 Tasse = $\frac{1}{8}$ Liter (normale Teetasse)
TK   = Tiefkühlkost

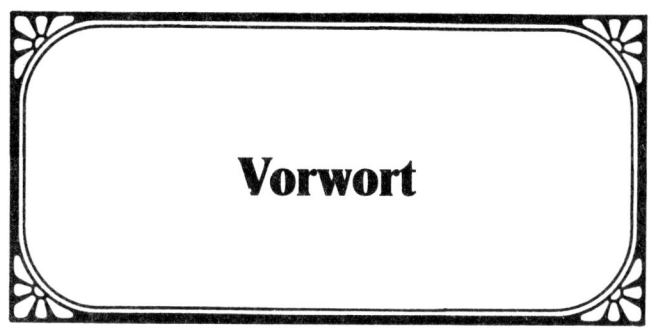

Vorwort

»Cholesterin« ist heute zum Reiz- und Schreckenswort für viele geworden, für Ärzte wie für Patienten. Seit die Medizin herausgefunden hat, daß die häufigste Todesursache in den Industrieländern — Herz- und Gefäßerkrankungen — eine Menge zu tun hat mit erhöhten Fett- und Cholesterinspiegeln im Blut der Betroffenen, bemüht man sich, die Ursache zu ergründen und vorbeugende Maßnahmen zu entwickeln.

Dabei ist das verflixte Cholesterin, das vielen heute so sehr zu schaffen macht, ein lebenswichtiger Bestandteil unseres Körpers. Unsere Leber produziert davon ein bis zwei Gramm täglich, während wir mit der Nahrung »nur« ein Drittel bis ein halbes Gramm pro Tag durchschnittlich von außen zuführen.

Cholesterin ist Grundbaustein der Zellmembranen, und aus ihm entstehen auch alle Steroidhormone: die männlichen und weiblichen Sexualhormone (Testosteron, Östrogene, Progesteron), die Nebennierenrinden-Hormone (zum Beispiel das antiallergische und entzündungshemmende Kortisol) und das Vitamin D. Und schließlich fabrizieren die Leberzellen aus überschüssigem Cholesterin die Gallensäuren, die als Hauptbestandteil der Gallenflüssigkeit die Emulgierung der Nahrungs-

fette bewirken und damit erst die Fettverdauung ermögli-
chen. Gallensäuren können in der Darmwand teilweise
wieder in Cholesterin umgewandelt und in die Leber zu-
rücktransportiert werden. Gerade an diesem Punkt greifen die »Ballaststoffe« ein: Vor allem die Pektine, die Ge-
lierstoffe in Äpfeln, Zitrusfrüchten und anderen pflanzlichen Nahrungsmitteln, können Gallensäuren im Darm so
fest an sich binden, daß sie nicht mehr zu Cholesterin zu-
rückverwandelt, sondern ausgeschieden werden, was
zur Senkung des Cholesterinspiegels beiträgt. (Die so be-
liebte Weizenkleie ist allerdings in dieser Hinsicht un-
wirksam; sie wirkt vorwiegend durch den mechanischen
Reiz auf die Darmwände als Mittel gegen Verstopfung.)
Im übrigen ist ein zu niedriger Cholesterinspiegel (unter
180 Milligramm pro Deziliter) ebensowenig erstrebens-
wert wie ein zu hoher: nach neuesten Erkenntnissen
steigt dadurch die Infektanfälligkeit und die Krebshäufig-
keit.
Inzwischen ist allgemein bekannt, daß nicht allein die
Höhe des Gesamt-Cholesterinspiegels etwas über Er-
krankungsrisiken aussagt. Entscheidend ist vielmehr das
Mengenverhältnis der einzelnen Fraktionen, besonders
das Verhältnis zwischen dem HDL-Cholesterin (»high
densitiy lipoprotein«) und dem LDL-Cholesterin (»low
density lipoprotein«). Dabei ist das HDL das »gute« Cholesterin, das vor Herzinfarkt und Arteriosklerose schützen
kann, während das LDL, das »böse« Cholesterin, sich be-
vorzugt in den Arterienwänden ablagert. Je mehr HDL im
Verhältnis zu LDL vorhanden ist, desto geringer ist das Ri-
siko des Herzinfarkts. Normal ist ein Verhältnis von 1 Teil
HDL zu etwa 2,5 Teilen LDL. Ein mäßig erhöhter Gesamt-
Cholesterinspiegel kann demnach auch viel HDL und damit Schutz vor Herzinfarkt bedeuten; ein niedriger oder
normaler Gesamt-Cholesterinspiegel kann demgegen-
über fast ausschließlich aus LDL und VLDL (»very low

density lipoprotein«) bestehen und erhöhte Gefahr signalisieren. In jedem Fall sollte der Arzt die Einzelkomponenten messen.

Im allgemeinen jedoch bedeutet ein hoher Gesamt-Cholesterinspiegel zuviel LDL und ist daher ein Alarmzeichen.

Wieviel Cholesterin »zuviel« ist, hängt sozusagen von der Vorgeschichte der Betroffenen ab:

Gesunde Leute ohne koronare Herzkrankheit (Verengung der Herzkranzgefäße) dürfen nach den Ansichten der Medizin bis 250 Milligramm pro Deziliter Gesamtcholesterin im Blut haben. Patienten mit koronarer Herzkrankheit (aber ohne ernstere Beschwerden) sollten nicht mehr als 230 mg/dl haben. Und nach einem Herzinfarkt sollte man alles tun, um das Gesamtcholesterin auf 200 mg/dl zu senken.

Besonders »cholesterinbewußte« Ärzte und Diätspezialisten möchten sogar den Cholesterinspiegel in der ganzen Bevölkerung auf 180 mg/dl abgesenkt sehen, doch solche Werte sind nur durch Dauereinnahme von Medikamenten (Lipidsenkern) zu erreichen und werden fast immer mit Nebenwirkungen erkauft. Studien haben gezeigt, daß sich damit die Sterblichkeit an koronaren Herzkrankheiten kaum verringern läßt, dafür aber treten mehr Krebsfälle auf.

Überhaupt scheint, nach einer neuen Untersuchung in Schottland, die Sterblichkeit an Krebs in einem umgekehrten Verhältnis zur Höhe des Cholesterinspiegels zu stehen, mit anderen Worten: wer einen höheren Cholesterinspiegel hat, braucht weniger Angst vor Krebs zu haben. Ein, wenn auch schwacher, Trost für Herzinfarkt-Kandidaten!

Im allgemeinen steigt das Blutcholesterin mit zunehmendem Alter an. Doch heute weisen bereits viele junge Leute bedenklich hohe Werte auf (oft weit über 300 mg/dl).

Die Ursachen dafür können von innen und von außen kommen. Zum einen kann der Stoffwechsel der Betroffenen einen angeborenen »Webfehler« enthalten: Die Leber ist nicht imstande, das Nahrungscholesterin sinnvoll zu verarbeiten und die Überschüsse zur Ausscheidung zu bringen, oder aber sie produziert selber zuviel Cholesterin aus anderen Bestandteilen unserer Nahrung, vor allem aus den gesättigten Fettsäuren, die in festen tierischen und pflanzlichen Fetten (Rindertalg, Kokosfett) reichlich vorhanden sind. Diese sogenannte primäre, genetisch bedingte Form der Hypercholesterinämie ist nach den Erfahrungen der Medizin vergleichsweise selten, verglichen mit den sogenannten sekundären Formen, die durch andere Erkrankungen, zum Beispiel durch Zuckerkrankheit (Diabetes mellitus, besonders wenn er schlecht eingestellt und ungenügend behandelt ist), durch Unterfunktion der Schilddrüse (häufig nach entzündlichen Schilddrüsenerkrankungen) und durch Übergewicht (endogene Fettsucht) bedingt sind. Doch vor allem sind es die Faktoren unserer »zivilisierten« und zumeist ungesunden Lebensweise, die den Cholesterinspiegel in die Höhe treiben, das HDL senken und das LDL erhöhen.

Dazu gehört Streß aller Art: im Beruf, in der Familie, in all den Situationen des Alltags, die uns in körperliche und seelische Zwangssituationen bringen. Dazu kommen Bewegungsmangel und Zigarettenrauchen. Auch die Einnahme der Antibabypille kann bei Frauen den Cholesterinspiegel ungünstig verändern.

Einer der wichtigsten Faktoren ist die Ernährung. Ganz allgemein gesprochen: Wir essen zuviel. Die Überernährung in den Industrieländern, die bei mindestens einem Drittel der Bevölkerung zu Übergewicht führt, erhöht auch den Blutdruck und den Cholesterinspiegel. Durchschnittlich verzehren wir mehr als 3000 Kalorien täglich, und das sind mindestens 500 Kalorien mehr, als unser

Körper verbrauchen kann, da die technischen Errungenschaften uns fast alle körperliche Anstrengung abnehmen.

Noch dazu ist unser Speisezettel falsch zusammengesetzt. Er enthält zuviel Fett. Damit ist nicht so sehr das bißchen Butter auf dem Frühstücksbrot gemeint, sondern die in Wurst und Käse, Braten, Kuchen und Torten, Kartoffelchips und vielerlei Fertignahrung versteckten Fette, die zumeist gesättigte Fettsäuren und Cholesterin enthalten. Auch die vielgepriesenen Pflanzenmargarinen enthalten fast immer gehärtete Fette, die unser Stoffwechsel zu Cholesterin umbauen kann. Mehrfach ungesättigte Fettsäuren dagegen, reichlich vorhanden in unbehandelten Pflanzenölen und in Fischölen, können nach bisherigen Erfahrungen die Cholesterinwerte günstig beeinflussen, doch im Übermaß geschluckt, können auch sie schädlich wirken. Auch zum Braten oder Fritieren sollte man beispielsweise Distelöl nur mit Vorsicht verwenden, weil die mehrfach ungesättigten Fettsäuren beim Erhitzen leicht oxidieren und damit gesundheitsschädlich werden. Dazu eignet sich besser das Olivenöl, das nach neuesten Erfahrungen sogar als »Heilmittel« eingesetzt werden kann, da es den HDL-Anteil des Serumcholesterins erhöht. Damit steht die Beobachtung im Einklang, daß die Menschen der Mittelmeerländer, in denen reichlich Olivenöl verzehrt wird, die geringste Herzinfarkt-Sterblichkeit in Europa aufweisen.

Immer mehr Hinweis gibt es, daß hohe Cholesterinwerte auch durch reichlichen Verzehr von Kohlenhydraten, vor allem von Zucker und Weißmehlprodukten, entstehen können. Man sollte Zucker daher in jedem Fall sparsam verwenden, auch wenn man nicht an Diabetes leidet. Auch übermäßiger Alkoholgenuß gehört zu den Faktoren, die unsere Cholesterinwerte nach oben schnellen lassen.

Nun noch ein Wort zur Vorsicht: Eine streng cholesterin- und fettarme Diät sollten nur diejenigen einhalten, die es wirklich nötig haben, das heißt, deren Cholesterinspiegel sich in gefährlichen Höhen bewegt. Auch hier ist jede dogmatische Übertreibung von Übel. Erst kürzlich zeigte eine Untersuchung in den USA, daß Kinder, die von ihren überängstlichen Eltern extrem fettarm und cholesterinfrei ernährt worden waren, unter Entwicklungsstörungen litten und im Wachstum zurückgeblieben waren.

Diejenigen aber, die es angeht, werden dieses Kochbuch dankbar begrüßen. Man ist sich in der Medizin heute einig, daß für Hypercholesterinämie eine sinnvolle Diät das erste und oft auch das einzige Mittel zur Normalisierung ist. Und daß diese Diät nicht nur Asketen erfreut, sondern ein Genuß sein kann, das hat die Autorin in diesem Buch gezeigt. Guten Appetit!

Düren, November 1989   *Dr. Anne Calatin*

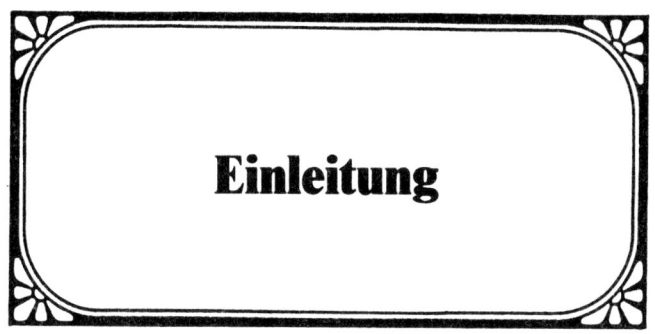

Einleitung

Liebe Leserinnen und Leser,

ich weiß nicht, ob Sie selbst oder eines Ihrer Familienmitglieder ein Cholesterinproblem haben. Ich weiß auch nicht, ob Sie schon seit Jahren versuchen, einen zu hohen Cholesterinspiegel unter Kontrolle zu halten oder ob Sie gerade erst erfahren haben, daß es überhaupt ein derartiges Problem gibt.

Aber eines weiß ich: Sie haben dieses Kochbuch nicht spontan, aus einer Laune heraus, gekauft, sondern weil Sie es brauchen.

Vielleicht geht es Ihnen so, wie es mir lange Zeit ergangen ist: Sie fühlen sich allein gelassen und überfordert, möglicherweise sogar ziemlich verängstigt? Das ist verständlich — aber genaugenommen unnötig. Ein zu hoher Cholesterinspiegel ist ein Grund zur Vorsicht, aber noch lange kein Grund zur Panik!

Wenn man regelmäßig zum Arzt geht, seine Medikamente so nimmt, wie sie verordnet wurden, wenn man Diät hält und seinen Alltag so gestaltet, daß möglichst wenig Streß entsteht, dann läßt sich oft schon vieles an schlimmen Folgen vermeiden.

Und selbst wenn die Ablagerungen in den Arterien schon

so stark sind, daß ein Eingriff unumgänglich ist, dann ist dies immer noch kein Grund zur Aufregung: Operationen und Behandlungsmethoden sind heute so hoch entwickelt, daß man sie guten Gewissens als Routineeingriffe bezeichnen kann.

Und es ist auch durchaus nicht so, daß man sich jetzt ununterbrochen krank und hinfällig fühlen muß — im Gegenteil. Was man lernen muß, ist, das Leben ganz bewußt zu genießen, nicht mehr gleichgültig das Gute hinzunehmen und sich über das Schlechte aufzuregen, sondern sich der guten Dinge im Alltag — sei es bei der Arbeit, sei es in der Familie — bewußt zu werden und sie miteinander zu teilen. Das Schlechte hingegen darf ruhig ein wenig bagatellisiert werden — auch das ist ein aktiver Beitrag zur Gesundheit. Ich glaube, bei dieser Krankheit kann man ohne Übertreibung sagen:

Glückliche Menschen leben länger!

Aber ein wesentlicher Beitrag zu längerem und gesünderem Leben ist auch eine angemessene Diät. Natürlich kann und will ich hier keinen medizinischen Ratgeber von hohem Anspruch schreiben, das würde die Grenzen eines Kochbuchs sprengen. Ich möchte lediglich meine Erfahrungen an Sie weitergeben, um Ihnen das viele hilflose Herumprobieren so weit wie möglich zu ersparen. Dazu ist es aber doch notwendig, auf einige Punkte einzugehen, die oft mißverstanden werden.

Ein häufiger Fehler ist, daß man

cholesterinarm = kalorienarm
cholesterinfrei = vegetarisch

gleichsetzt.

Das ist **grundfalsch**!

14

Einige Worte
der Erklärung

Unterschiede zwischen *cholesterinarm* und *kalorienarm*, *cholesterinfrei* und *vegetarisch*

Ich erinnere mich noch gut daran, als ich erfuhr, daß mein Mann einen zu hohen Cholesterinspiegel hat und sofort loslief, um ein geeignetes Kochbuch zu suchen. Was ich dann nach Hause trug, waren eine Schlankheitsdiät und ein Band mit vegetarischen Rezepten: aber die Schlankheitsdiät war sehr unausgewogen, und bei den vegetarischen Rezepten wimmelte es nur so von Butter, Crème fraîche und ähnlichem — ließ man jedoch diese Zutaten weg, dann schmeckte alles sehr langweilig.

Zunächst muß man also wissen, daß *kalorienarm* und *cholesterinarm* zwei ganz verschiedene Dinge sind.

Auf Kalorien brauchen Sie nur zu achten, wenn Übergewicht besteht. Wenn alle Familienmitglieder, vor allem die mit dem zu hohen Cholesterinspiegel, Normalgewicht haben, brauchen Sie über Kalorien nicht nachzudenken.

Cholesterinarm hingegen bedeutet, daß in der Nahrung wenig Fette vorkommen, die entweder selbst Cholesterin enthalten oder durch ihre Zusammensetzung eine höhere Cholesterinproduktion des Körpers verursachen. Das sind: tierische Fette, Kokosfett und -öl, Palmöle, gehärtete Pflanzenfette, gesättigte Fettsäuren.

Vegetarische Ernährung ist nur dann notwendig, wenn der Arzt eine vollkommen *cholesterinfreie* Diät verordnet hat — das wird aber nur sehr selten der Fall sein, denn eine Cholesterinzufuhr von bis zu 300 mg pro Tag ist im allgemeinen erlaubt. Man muß also durchaus nicht völlig auf Fleisch verzichten. Aber um sich selbst eine komplizierte Rechnerei zu ersparen, ist es sicher angebracht, nur magerstes Fleisch zu verwenden, versteckte Fette soweit als irgend möglich zu vermeiden und darauf zu achten, welche anderen Zutaten man verwendet: d. h. Crème fraîche, Sahne, Butter — damit es doch wenigstens ein bißchen üppiger schmeckt! — sind strengstens verboten. Am einfachsten ist es sicher, wenn man Fleisch mehr als eine Art Gewürz verwendet, und nicht mehr als den Hauptbestandteil des Essens, dem sich alle anderen Zutaten unterzuordnen haben.

»Gutes« und »böses« Cholesterin

Sie haben sicher schon davon gehört, daß es zwei verschiedene Arten von Cholesterin gibt: LDL — das sogenannte »böse« Cholesterin — und HDL — das »gute« Cholesterin.

LDL heißt »low density lipoprotein« = Proteine von geringer Dichte, das ist die Substanz, welche sich in den Arterien absetzt und sie verstopft.

HDL heißt »high density lipoprotein« = Proteine von hoher Dichte, das darf man ruhig im Blut haben, denn es kann sogar LDL-Ablagerungen abbauen. Nach neueren Erkenntnissen ist es nicht der Cholesterinspiegel insgesamt, oder der von LDL oder HDL im einzelnen, der für die Gesundheit von Bedeutung ist, sondern das Verhältnis zwischen HDL und LDL: d.h. ein hoher Anteil an HDL ist gut, ein hoher Anteil an LDL ist schlecht. Der Arzt wird feststellen, wie die Lage ist und in ganz seltenen Fällen vielleicht sogar Entwarnung geben, nachdem die erste Untersuchung ganz generell einen zu hohen Cholesterinspiegel ergeben hat.

Leider kann man sich darauf nicht verlassen, denn Glück haben bekanntlich immer nur die anderen. Gehen wir also davon aus, daß Diät gehalten werden muß. Daher wäre es für alle Fälle nützlich, zu wissen, warum der Cholesterinspiegel zu hoch ist.

Verschiedene Formen der Stoffwechselstörung

Sie wissen wahrscheinlich schon, daß es die verschiedensten Formen von Stoffwechselstörungen gibt: Diabetes, Triglyzeriderhöhung und auch Cholesterinerhöhung. Von all diesen interessiert uns für dieses Kochbuch nur die Erhöhung des Cholesterinspiegels.

Ich kenne Leute — zum Glück nicht viele — die aus Panik eine Diät einhalten, welche alle Stoffwechselstörungen berücksichtigt, die es gibt, weil irgendwo im Bekannten- oder Verwandtenkreis ein erhöhter Cholesterinspiegel aufgetreten ist. Derartige Übertreibungen führen aber ganz sicher zu Mangelkrankheiten anderer Art. Deshalb wollen wir hier kurz darauf eingehen, wie es sich mit dem Cholesterinspiegel verhält und wie man durch angemessene Ernährung darauf einwirken kann.

Wie Sie sicher schon wissen, ist ein erhöhter Cholesterinspiegel die Folge einer Stoffwechselstörung. Was Sie vielleicht nicht wissen, ist, daß es diese Störung in zwei Formen gibt. Bei der einen wird das in der Nahrung enthaltene Cholesterin von der Leber ungenügend verarbeitet, bei der anderen — wesentlich selteneren — produziert die Leber selbst mehr als der Körper braucht. Aber in beiden Fällen lagert sich der Überschuß an den Gefäßwänden ab und führt früher oder später zu Arteriosklerose, bei der sich die Blutgefäße durch Kalkablagerungen verhärten. Es sind vor allem die kleineren Arterien am Herzen, im Gehirn und an den Beinen betroffen.

Im ersten Fall ist die Diät ein, wenn nicht *das* entscheidende Mittel zur Verhütung von Folgeerkrankungen, im zweiten Fall trägt sie wesentlich dazu bei, Krankheiten zu verhüten.

Wenn Sie wissen wollen, welche Art von Störung Sie oder Ihr Partner haben, dann lassen Sie das Blut auf seinen Cholesteringehalt untersuchen — nach HDL und LDL getrennt. Danach halten Sie drei Monate lang eine streng cholesterinfreie Diät ein, und wiederholen Sie die Untersuchung.

Ist bei der zweiten Untersuchung der Cholesterinspiegel normal oder darunter, dann kann Ihre Leber das in der Nahrung enthaltene Cholesterin nicht gut verarbeiten. Ist er immer noch viel zu hoch — wenn auch naturgemäß niedriger — dann produzieren Sie den Stoff selbst. Der Arzt wird Ihnen dann sagen, ob nicht eine völlig cholesterinfreie Diät günstiger wäre.

Auf jeden Fall ist es auch für Sie wichtig zu wissen, welche Störung vorliegt; es ist doch außerordentlich entmutigend, jahrelang Diät zu kochen und sich die größte Mühe zu geben und dabei zu glauben, daß man etwas falsch macht, weil der Cholesterinspiegel überhöht bleibt. Aber es ist ja ganz klar, daß der Cholesterinspiegel nur auf den Normalstand zurückgehen kann, wenn die erste Form der Stoffwechselstörung vorliegt, während er im zweiten Fall durch die Diät nicht unter ein bestimmtes Niveau gesenkt werden kann.

Übrigens dürfte es auch dem Arzt die Diagnose erleichtern, wenn man sagen kann: »Ich lebe seit drei Monaten völlig cholesterinfrei, hat sich etwas verändert?«

Lebensweise im allgemeinen

Natürlich gibt es auch sonst noch eine ganze Menge Dinge, auf die man achten sollte. Der Cholesteringehalt im Blut hängt ja nicht nur von dem ab, was man ißt, sondern wird durch sehr viele Faktoren beeinflußt: einer davon ist ganz bestimmt Streß!

Ich kenne eine Frau, die normalerweise einen normalen, niedrigen Cholesterinspiegel hat, aber während einer Prüfung, vor der sie sich besonders fürchtete, stieg er auf über 700 mg/dl an, um sofort nach Bekanntgabe der Prüfungsergebnisse wieder auf normal zurückzufallen. Also, wenn das nicht eindeutig ist, dann weiß ich nicht, was man noch anführen sollte.

Für uns bedeutet das, daß wir Streß vermeiden und abbauen müssen. Das ist sehr leicht gesagt, und sicher hat man die besten Vorsätze, aber wie geht das in der Praxis? Wodurch entsteht Streß?

Die einfachste Antwort ist: »durch berufliche Überlastung«, nicht wahr? Aber, ehrlich gesagt, ich glaube, damit macht man es sich viel zu leicht. Ich glaube sogar, daß es Menschen gibt, die dadurch gestreßt werden, daß sie nicht voll im Einsatz sind. Persönliche Veranlagung, Erziehung, Lebensumstände und Umfeld spielen dabei sehr wichtige Rollen. Streß entsteht durch Ängste — auch kleine, unwichtige Ängste, z.B. weil man wieder einmal die Steuererklärung vor sich her schiebt, oder weil man eine gesellschaftliche Verpflichtung übernommen hat, an der einem nichts liegt.

Wer von uns kennt nicht das Gefühl, daß einem »das

Herz in die Hose fällt« beim Gedanken an eine Pflicht, die noch zu erfüllen ist?

Ich finde es in einem solchen Fall gut, wenn der Partner — so vorhanden — bei der Erledigung dieser Aufgaben mithilft. Sie wissen ja: Geteilter Streß ist halber Streß! Das Schwierige ist ja eigentlich immer nur der Anfang, und der fällt viel leichter, wenn einer den anderen ein wenig anschiebt und mithilft, die unangenehme Pflicht hinter sich zu bringen. Vielleicht reicht es dann sogar dazu, miteinander zu lachen, was sicher gut für die Gesundheit ist. Und wenn nicht, kommt auf jeden Fall der schöne Moment, wo einem »ein Stein vom Herzen fällt«, so daß jenes unangenehm flatternde Gefühl in der Brust schnell wieder verschwindet.

Ängste kann man auch um den Partner und vor dem Partner haben — wird ihm oder ihr dies oder jenes gefallen, wird er oder sie mit einer bestimmten Handlung einverstanden sein? Dagegen hilft meist, offen über seine Gefühle und Empfindungen zu sprechen. Auch Familientreffen können Streß auslösen, wenn man mit mangelnder Harmonie rechnen muß oder wenn man sich krampfhaft um Harmonie bemüht. Streß kann ausgelöst werden durch Verzicht auf eine liebgewordene Gewohnheit: Das dürfte wohl der Hauptgrund dafür sein, daß die meisten Ärzte dazu raten, sein Gläschen Wein oder Bier am Abend beizubehalten, wenn man das gerne mag. Es ist doch eigentlich logisch, daß — etwa bei *Angina pectoris* — ein wenig (sehr wenig) Alkohol weniger Schaden anrichtet, als das allabendliche Gefühl, auf jede Freude im Leben verzichten zu müssen, als der immer wiederkehrende Gedanke, daß sich ein Leben ausschließlich für die Gesundheit nicht so recht lohnt! Sicher erscheint das kindisch, aber diese Gedankengänge sind da, und keiner von uns kann immer nur ganz vernünftig sein — wäre ja auch langweilig!

Aber eben das ist auch mit ein Grund für mich gewesen, dieses Kochbuch zu schreiben, denn gute Laune baut auch Streß ab, und gutes Essen fördert die Stimmung. Jedenfalls geht es mir so — ich esse selbst gerne gut, und für mich bedeuten Diät (beim alljährlichen Abspecken) oder schlechtes Essen Streß. Und wieder einmal: Streß müssen wir vermeiden!

Deshalb habe ich, als ich anfangen mußte, cholesterinarm zu kochen, sehr lange und intensiv nach geeigneten Kochbüchern oder Rezeptsammlungen gesucht; aber es gab nichts. Wohl waren einige medizinische Ratgeber auf dem Markt, die auch Rezepte enthielten, aber die waren sehr wirklichkeitsfremd, und die wenigen, die ich ausprobiert habe, waren alles andere als wohlschmeckend. Es war eben »Krankenkost« — wieder einmal ein Streßfaktor für einen anspruchsvollen Patienten.

Deshalb habe ich notgedrungen selbst viele Rezepte entwickelt, andere so abgeändert, daß sie zur Diät passen. Jetzt gehört diese Art zu kochen dazu — niemand fühlt sich als Patient, der seiner Gesundheit zuliebe Entbehrungen auf sich nehmen muß; und niemand hat das Gefühl, einem anderen Opfer bringen zu müssen. Und — was doch wohl auch wichtig ist — ich brauche mich nicht zu überschlagen, weil eigentlich keine Extraarbeit entsteht, wenn man die Situation erst einmal in den Griff bekommen und die anfängliche Panik überwunden hat.

Ich hoffe, daß meine Rezepte und die Weitergabe eines Teils der Erfahrungen, die ich mit dieser Krankheit in den letzten Jahren gesammelt habe, Ihnen dabei helfen können, wieder Herr der Lage zu werden (und vielleicht ganz nebenbei den Gesundheitszustand der ganzen Familie zu verbessern?).

Wenn ich von Punkten spreche, auf die man achten sollte, Dinge erkläre, die erfahrungsgemäß nicht immer ganz klar sind, dann kann es passieren, daß ich — rein grammatisch — davon ausgehe, daß der Mann die Cholesterinprobleme hat und seine Frau vor dem Problem steht, ihn bei Laune zu halten. Wenn es bei Ihnen anders ist, bitte ich Sie, mir das nicht übelzunehmen, denn es ist sicher der häufigste Fall. Aber natürlich weiß ich, daß es auch Ausnahmen gibt, deshalb sollen sich weder die cholesteringeschädigte Frau noch der kochende Mann diskriminiert fühlen!

Aber wenn Sie oder Ihr/e Partner/in ein Cholesterin- oder generell ein Stoffwechselproblem haben, und wenn Kinder da sind, dann wäre es sicher nicht die schlechteste Idee, wenn sich einmal die ganze Familie untersuchen ließe. Sollten die Kinder auch einen zu hohen Cholesterinspiegel haben, dann kann man gar nicht früh genug anfangen, sich mit den Lebensgewohnheiten und der Ernährung darauf einzustellen.

Ich habe mittlerweile viele Familien kennengelernt, bei denen ein Mitglied an den Folgen eines zu hohen Cholesterinspiegels leidet und habe den Eindruck gewonnen, daß allgemein große Unsicherheit herrscht, was man denn nun eigentlich in dieser Situation essen darf oder sollte; und wenn man in einen Buchladen geht, wird die Unsicherheit noch größer — so unendlich viele Diätkochbücher werden angeboten, und fast alle behaupten, daß gerade ihre Diät das non plus ultra der modernen und gesunden Ernährung sei, und man bei Einhaltung gerade dieser Diät ganz gesund bleibe oder werde!

Ganz sicher kann man aus diesen Büchern vieles übernehmen, was gut, gesund und nützlich ist — Vollwert, Frischkost, makrobiologische Ernährung, Körner und Keime: Ja, sie sollen Teil der Ernährung sein und sind gesund und wichtig, aber für den Cholesterinpatienten kann man sie nicht uneingeschränkt übernehmen, denn das einzige, worauf es in unserem Fall ankommt, ist der Gehalt an Cholesterin und gesättigten Fettsäuren in der Nahrung.

Wenn man darauf achtet, daß die Aufnahme dieser Stoffe pro Tag unter einer bestimmten Grenze bleibt — 300 mg — und wenn in allen anderen Punkten die Ernährung gesund, abwechslungsreich, ausgewogen und gut ist, dann ist das Wichtigste schon geschafft!

Die Ernährungsphysiologen finden jetzt nach und nach heraus, daß manche Lebensmittel für Cholesterinpatienten besonders günstig sind, weil sie den Cholesterinspiegel möglicherweise senken. Diese Dinge sollte man besonders regelmäßig in die Diät mit aufnehmen; dazu gehören zum Beispiel Maismehl (das Allerneueste aus den USA!), Haferkornprodukte und Vollkorn ganz allgemein.

Auch manche Fischarten sollen sehr günstig sein, und zwar handelt es sich dabei überwiegend um Meeresfische aus kalten Gewässern.

Auf jeden Fall sollte man auf eine ballaststoffreiche Ernährung mit Früchten und Gemüsen achten.

Vergessen Sie aber nicht, daß der menschliche Körper eine Vielzahl an Vitaminen, Mineralien, Spurenelementen und nicht zuletzt auch Proteine benötigt. Man darf es sich unter keinen Umständen zu leicht machen und sich ausschließlich auf Obst und Gemüse, roh oder gedämpft, beschränken; das hieße ganz einfach, den Teufel mit dem Beelzebub auszutreiben.

Derart einseitige Diäten, bei denen dann fehlende Stoffe in Form von Tabletten oder Injektionen zugeführt werden müssen, kommen allenfalls bei totalen Stoffwechselstörungen in Frage, bei denen wirklich alle stoffwechselbedingten Krankheiten gleichzeitig auftreten.

Zucker sollte nach Möglichkeit eingeschränkt werden, da er, genauso wie Weißmehlprodukte und ein Übermaß an Alkohol den Cholesterinspiegel ungünstig beeinflußt.

Salz, insbesondere Meersalz, spielt nur bei zu hohem Blutdruck eine Rolle. Wenn der Blutdruck normal ist, kann man das Essen ruhig auch einmal stärker salzen, ohne gleich ein schlechtes Gewissen zu haben; und man braucht vor allem nicht — um nur ja alles so perfekt und gesund wie möglich zu machen — zu den Ersatzstoffen für Salz zu greifen, die uns die Chemie liefert: wer weiß, welche ungünstigen Wirkungen diese nun wieder haben!

Sollte aber ein Bluthochdruck bestehen — bei *Angina pectoris* ist das ja nicht ganz selten —, dann ist es sicher besser, mehr mit Kräutern und Zitronensaft, eventuell auch mit Monosodiumglutamat, zu würzen. Fleisch braucht übrigens überhaupt kein Salz — es enthält schon von Natur aus genug!

Was man um jeden Preis vermeiden muß, sind die versteckten Fette, die vor allem in Fleisch, Wurst, Aufschnitt und Käse, wie auch in Fertigprodukten vorkommen und fast ausschließlich tierischen Ursprungs sind. Erstens sind sie für den Cholesterinpatienten schädlich, zweitens erschweren Sie dem Koch die Arbeit, denn sie lassen sich nicht berechnen — und man will ja unter den oben erwähnten 300 mg Cholesterinzufuhr bleiben. Deshalb gilt es, Dinge wie z. B. Eiernudeln zu vermeiden. Dafür gibt es mittlerweile reichlich Ersatz: aus Italien kommen Hartweizengrießnudeln ohne Eier, aus der Schweiz kommen Sojanudeln, die übrigens kein bißchen nach Gesundheitsküche schmecken, sondern wirklich gut sind, allerdings muß man etwa $1/5$ bis $1/4$ mehr nehmen als bei Eiernudeln, weil sie nicht so stark aufquellen.

Noch einmal: Fleisch wird mehr wie ein Gewürz, eine kleine Beilage verwendet, es ist nicht mehr Hauptbestandteil der Mahlzeit!

Ja, und dann gibt es noch den Knoblauch! So mancher unter Ihnen wird sich im Urlaub schon längst daran gewöhnt haben und ihn nicht mehr missen wollen. Aber sicher gibt es auch noch viele, die mißtrauische Gedanken über »Knoblauchfresser« hegen und solch welschen Genüssen höchst zögerlich entgegentreten. Sicher, es hat meines Wissens noch keine wissenschaftliche Untersuchung seiner Wirkung stattgefunden, aber es gibt doch viele Ärzte, die fest davon überzeugt sind, daß Knoblauch eine außerordentlich günstige Wirkung auf den Cholesterinspiegel hat, so daß man ihn sicherheitshalber zum festen Bestandteil der täglichen Ernährung machen sollte.

Sie werden bemerken, daß fast alle Rezepte in diesem Buch Knoblauch enthalten. Natürlich können Sie ihn weglassen und statt dessen Knoblauchpillen schlucken, aber erstens finde ich, daß Ihnen dann etwas entgeht, und zweitens sagen viele, daß nur frischer roher Knoblauch die optimale Wirkung hat — deshalb gebe ich ihn auch meist erst ganz zum Schluß ans Essen, so daß er gerade noch Zeit hat, ein wenig warm zu werden.

Und es wird Sie überraschen zu hören, daß wir nicht nach Knoblauch riechen (hoffe ich: es kann natürlich auch sein, daß wir niemanden mehr kennen, der *keinen* Knoblauch ißt!). Den Geruch an den Händen kann man leicht vermeiden, indem man sie sofort nach der Verarbeitung von Knoblauch mit reichlich kaltem Wasser abspült. Wenn das nicht reicht, mit etwas Milch nachspülen. Gegen den Körpergeruch, der bei reichlichem Knoblauchgenuß — und er ist ein Genuß! — angeblich unvermeidlich aus allen Poren dringt, geht man mit täglicher, gründlicher Körperhygiene, einer guten Bodylotion und Milchprodukten — wohlgemerkt: Magermilch, Magerjoghurt, Magerquark, Buttermilch und ähnlich cholesterinarmen Dingen — in der Ernährung vor.

Im Zusammenhang mit Knoblauch will ich hier schon ein Rezept erwähnen, das sich in meiner Familie großer Beliebtheit erfreut, aber nicht so recht in den allgemeinen Rezeptteil paßt, vielleicht auch nicht jedermanns Sache ist:

Obst/Gemüsesaft

Für 1 Person:

1 Tomate	*viel Petersilie*
1 Orange, geschält	*1 Stange Bleichsellerie*
½ Zitrone	*1 große Zehe Knoblauch*
6 cm Gurke	*1 Karotte*
½ Apfel (Boskop oder	*was sonst noch so an Obst*
Granny Smith)	*und Gemüse im Hause ist!*

Alles durch den Entsafter geben, einmal kurz umrühren, fertig. Schmeckt hervorragend!

(Übrigens, der Trester ergibt eine wunderbar erfrischende Gesichtsmaske!!!)

Gewicht und Bewegung

Wichtig ist auch, daß man auf die Figur achtet: Je mehr Speck mit durchblutet werden muß, desto größer ist die Anstrengung für Herz und Kreislauf; und je mehr Gewicht man schon an sich selbst zu schleppen hat, desto weniger Kraft bleibt für anderes.

Aber auch hier heißt die Devise wieder: moderat bleiben. Wenn das Gewicht wesentlich zu hoch ist, wird einen der Arzt schon auf Reduktionskost setzen, die dann strengstens überwacht werden muß, um eine Überlastung des Kreislaufs zu vermeiden. Wenn es nur darum geht, hie und da ein Pölsterchen loszuwerden — nach dem Motto »Wehret den Anfängen!« — dann reicht es im allgemeinen, etwas weniger zu essen, auf kalorienarme Getränke — z. B. Mineralwasser — auszuweichen und — das ist das Allerwichtigste — für viel Bewegung zu sorgen.

Hier ist es wieder einmal notwendig, den Arzt zu fragen, was man darf und was nicht. Aber Gymnastik ist immer möglich — nur der Belastungsgrad muß sorgfältig abgestuft und angepaßt werden an das, was man verträgt. Auch Schwimmen und Radfahren werden meistens erlaubt sein, und was auf jeden Fall nicht nur erlaubt ist, sondern sogar unbedingt notwendig, das ist *Wandern*!
Wohlgemerkt, richtiges Wandern — nicht ein gemütlicher Schaufensterbummel, unterbrochen von einem Bierchen hier, einem Stück Kuchen da! Sondern wandern in frischer Luft, möglichst in hügeligem Gelände und, wenn man erst ein wenig trainiert ist, querfeldein durch Wälder und Wiesen — dabei werden alle Muskelgruppen, Atmung und Kreislauf wunderbar trainiert, und selbst Leute, die sich weder aus Laufen noch aus Natur etwas machen, geben nach einer solchen Wanderung, die schon ein bis zwei Stunden, möglichst aber länger dauern sollte — wenn auch widerstrebend — zu, daß sie sich viel besser fühlen als vorher!

Eigenschaften von Ölen und Fetten

Soweit man das heute überblicken kann, wird der Cholesterinspiegel im Blut (zusätzlich) erhöht durch die Zufuhr von Cholesterin und gesättigten Fettsäuren.
Diese Zufuhr zu verhindern, erscheint auf den ersten Blick sehr kompliziert, aber so schlimm ist das gar nicht. Man muß zunächst einmal wissen, worin Cholesterin und gesättigte Fettsäuren enthalten sind und diese Lebensmittel, soweit wie möglich, vermeiden; zusätzlich sollte man sicherheitshalber den versteckten Fetten aus dem Weg gehen, wo man nur kann. Und Fette sind überall versteckt: in Fleisch und Wurst ebenso wie in fertigen Mahlzeiten aus der Tiefkühltruhe oder in der Würfelbrühe, gar

nicht zu reden von Kartoffelchips und ähnlichen Knabbereien.

Jetzt möchte ich erst einmal einige Fettarten aufzählen, die nach heutigem Wissensstand unbedingt vermieden werden müssen.

Tierische Fette, wie: Butter
Butterfette
Talg
Tran, soweit er nicht von ganz
bestimmten Fischen stammt
Schmalz

Pflanzliche Fette, wie: Kokosfett
Kokosöl
Palmöl

Diese Fette sind so reich an Cholesterin und gesättigten Fettsäuren, daß sie als äußerst schädlich anzusehen sind. Was derzeit empfohlen wird, sind Sonnenblumenöl und Distelöl, die einen besonders großen Anteil an mehrfach ungesättigten Fettsäuren enthalten. (Aber Vorsicht bei Sonnenblumenmargarine: Oft besteht sie nicht aus reinem ungehärteten Sonnenblumenöl, sondern hat Zusätze, die gehärtet sind oder aus unidentifizierbaren »Pflanzenölen« bestehen!)

Seit kurzem gibt es auch Hinweise darauf, daß durch Verwendung ausschließlich mehrfach ungesättigter Fettsäuren Gesundheitsschäden entstehen könnten und daß deshalb die verwendeten Fette und Öle auch einen gewissen Anteil an einfach ungesättigten Fettsäuren enthalten sollten. Deshalb halte ich es jetzt so, daß ich überwiegend Distelöl verwende, aber gelegentlich — vor allem bei chinesischen oder verwandten Rezepten — ein paar Tropfen Sesamöl mit hinzugebe oder einmal in der Woche Mais-, Oliven- oder Sojaöl benutze; die liegen zwar bei den gesättigten Fettsäuren nicht ganz so günstig wie Sonnenblumenöl und vor allem wie Distelöl, aber dafür enthalten sie etwas mehr einfach ungesättigte Fettsäuren.

Auf jeden Fall sollte man die Finger von Fetten und Ölen lassen, die nur schlicht und ergreifend als »reines Pflanzenöl/fett«, häufig mit dem werbeträchtigen Zusatz »garantiert cholesterinfrei« angeboten werden, denn das bedeutet ja noch lange nicht, daß sie keine gesättigten Fettsäuren enthalten (Kokosfett ist auch ein »Pflanzenfett«, nicht wahr?)!

Vorsicht ist in dieser Hinsicht auch in Restaurants geboten. Man sollte immer danach fragen, mit welchem Öl gearbeitet wird. Häufig kommt dann ein beruhigendes »Wir verwenden nur beste pflanzliche Öle und Fette«. Welche das sind, können einem oft nicht einmal der Eigentümer oder der Koch selbst sagen! In solchen Fällen beschränkt man sich eben — wenn auch schweren Herzens — auf gegrillte oder ohne Fett gekochte und gedünstete Speisen, reicht die unvermeidliche Kräuterbutter weiter an gesunde Begleiter, die sich darüber freuen werden und macht sich den Salat selbst an — das wirkt sogar hübsch snobistisch!

Diese Vorsicht gilt sogar bei Fisch! Sicher ist es gut, eine Sorte Fisch zu bestellen, die dazu beiträgt, den Cholesterinspiegel zu senken — aber ich muß auch auf die Zubereitungsart achten! Was nützt der cholesterinärmste Fisch, wenn er in Kokosöl fritiert und mit Eigelb paniert ist?

Übrigens, in diesen Zusammenhang paßt wohl auch der Hinweis, daß es für Cholesterinpatienten vorteilhaft sein wird, wenn auf dem deutschen Markt in Kürze Wurst und Fleischprodukte gekauft werden können, bei denen ein Teil der tierischen Bestandteile durch Sojaprodukte ersetzt ist. Diese sind dann im Rahmen einer Cholesterindiät mit absoluter Sicherheit weitaus gesünder als die fetten Fleischsorten und sonstigen — oft sehr fetthaltigen — Bestandteile, die in deutscher Wurst enthalten sind. Jetzt ist wohl der Zeitpunkt gekommen, einmal eine

Liste der völlig verbotenen Lebensmittel

aufzustellen. Aber bitte, diese Liste ist sicher nicht vollständig. Erstens ändert sich der Kenntnisstand doch immer wieder, und zweitens gibt es auch eine Menge Lebensmittel, die hierzulande selten sind, und die ich deshalb vergessen haben könnte. Also,

ganz verboten sind:

Butter	Bauchfleisch
Sahne	fettes Fleisch
Crème fraîche	fette Wurst
Butterschmalz	Wurst, deren Inhaltsstoffe
Sahnequark	nicht genau bekannt sind
Dosenmilch	Talg
Vollfettkäse	Schmalz
Dreiviertelfettkäse	gemischtes Hackfleisch
	Mark
Avocado	Leber und andere
	Innereien
Kokosnuß	
Kokosöl	Krabben
Kokosfett	Hummer
	Garnelen
Palmöl	Austern
	Muscheln
Eigelb (höchstens einmal	Kaviar
pro Woche erlaubt)	
	Aal
Gans	Karpfen
Ente	Hering
Geflügelhaut	Thunfisch
Speck	

Alle Fertiggerichte oder Zubereitungen, deren Fettgehalt und/oder Fettzusammensetzung nicht genau bekannt sind, d. h. zum Beispiel:

eingelegte Makrelen (mit erlaubtem Öl selbst eingelegt geht)

Fertigmayonnaise (mit Sonnenblumenöl selbst gerührt geht — gelegentlich)

Cremesuppen

Sahnesaucen

fritierte Speisen

panierte Speisen (selbst paniert, nur mit Eiweiß, geht)

Dosengerichte

Tiefkühlfertiggerichte

Fertigsalate

Fertigsalatsaucen

Rahmgemüse

Buttergemüse

vorgewürzte Gemüsepfannen

Ölsardinen

Sardellen

Anchovis

Kaffeeweißer (überraschenderweise bestehen alle, die ich bis jetzt gesehen habe, aus Kokosfett)

Eiernudeln

usw.

Sparsam und mit Vorsicht zu genießen sind viele Dinge, z. B. die oben schon angeführte selbstgerührte Mayonnaise, aber auch eine Reihe von Fischarten — generell könnte man sagen: alle Süßwasserfische (außer Lachs, Hecht und Forelle) und alle Fische aus warmen Gewässern.

Besonders zu achten ist auf die Fleischmenge, die man

zu sich nimmt: Fleisch ist nicht generell verboten, aber ganz allgemein sollte in unserer Ernährung die Proteinzufuhr etwas eingeschränkt werden, so daß ich, wie schon gesagt, dazu übergegangen bin, Fleisch mehr als kleine Beilage oder sogar nur als würzende Zutat zu verwenden. Eine normale Frikadelle, beispielsweise, deckt schließlich schon den Tagesbedarf an Protein, so daß man sich danach jede weitere Rechnerei ersparen kann und auf Fleisch oder Fleischprodukte in den restlichen Mahlzeiten der Einfachheit halber verzichten sollte.

Besondere Vorsicht ist geboten bei den vielen Diätlebensmitteln, die mittlerweile angeboten werden. Wie schon betont — *kalorienreduziert* heißt nicht *cholesterinreduziert*! Auch wenn man uns noch so vertrauenerweckend versichert, daß wir dürfen und daß es sich um einen leichten Genuß handelt — und was dergleichen Werbesprüche mehr sind — sie sind für Cholesterinpatienten völlig bedeutungslos. Maßgebend ist nur der Gehalt an Cholesterin oder gesättigten Fettsäuren, und wenn bei kalorienreduzierten Lebensmitteln der — geringere — noch verbliebene Fettgehalt ausschließlich oder überwiegend aus schädlichen Fetten besteht, dann sind diese Lebensmittel für diese Diätform ungeeignet. Das gilt auch für vegetarische Zubereitungen, deren Sauce oder Kochflüssigkeit ja schließlich auch meist Fett enthalten.

Zu empfehlen sind folgende Lebensmittel und Zutaten:

Magermilch
Magerjoghurt
Magerquark
Handkäse
Buttermilch
Molke

Distelöl
Sonnenblumenöl
Margarine ohne Choleste-
    rin und gesättigte Fett-
    säuren

Moderate Mengen an Ge-
    bäck oder Kuchen ohne
    Eigelb, Milch und Butter
Vollkornprodukte ohne
    Eier
Hartweizengrießnudeln
    ohne Eier
Sojanudeln
Reis
Kartoffeln

alle Gemüse, außer Avo-
    cado
alle Obstsorten
alle Nüsse, außer
    Kokos und geröstete
    Erdnüsse (Achtung bei
    Übergewicht!)

Getreide
Buchweizen
Mais

Obstsaft
Limonade
Tee
Kaffee
Wasser

Knoblauch und Zwiebeln

Lachs
Makrele
Heilbutt
Barsch
Scholle
Seezunge
Forelle
Hecht
Kabeljau
Seelachs

Bouillon, selbstge-
    kocht und völlig ent-
    fettet
Gemüsebrühe
Sauce, selbstgekocht,
    ohne Fett, mit viel ge-
    hacktem Gemüse und
    Kräutern

Man könnte diese Liste noch fast unendlich verlängern,
aber ich glaube, Sie sehen jetzt schon selbst, was erlaubt

ist und was nicht und können Ihre eigenen Schlußfolgerungen ziehen.

Nur eine Warnung sei mir noch erlaubt, ehe ich mit dem Rezeptteil anfange, nämlich:

☞ LESEN SIE! ☜

Lesen Sie das Kleingedruckte auf den Verpackungen. Das ist für Sie jetzt genauso wichtig wie das Kleingedruckte im Vertrag für den Geschäftsmann. Wenn irgendwo ganz winzig steht: »pflanzliche Fette« und dann gar noch »zum Teil gehärtet« — Finger weg!
Und wenn Sie auf einer Verpackung groß gedruckt lesen: *Dieses Produkt ist cholesterinfrei!,* dann lesen Sie lieber weiter — es wird Ihnen doch recht oft passieren, daß irgendwo, viel weiter unten und viel kleiner, steht, daß *dieses Produkt mit gehärteten Pflanzenölen* hergestellt wurde, und das ist genauso schlimm wie Cholesterin!
Denken Sie an den Kaffeeweißer, den ich oben schon erwähnt habe: Er wird angeboten, damit Cholesterinpatienten keine Kaffeesahne benutzen müssen, aber hergestellt wird er aus — Kokosfett!
Und auch wenn auf einer Margarineschachtel so verlockend eine gewaltige Sonnenblume lockt und Gesundheit und Diäteignung suggeriert — verlassen Sie sich nicht auf das schöne Bild! Lesen Sie das, was auf den Seiten steht!
Sie werden unangenehm überrascht sein, wie oft Sonnenblumenmargarine mit anderen Fetten vermischt ist oder gar das — an sich gesunde — Sonnenblumenöl gehärtet wurde und damit für Cholesterinpatienten völlig ungeeignet ist.
Seien Sie ganz mißtrauisch und denken Sie daran: Ich habe gehärtete Fette und undefinierbar zusammengefaßte Fette sogar schon in der Inhaltsbeschreibung vom Gewürzpulver und in Essig eingelegten Matjes gefunden!

So, jetzt kommen wir allmählich zu den Rezepten. Einleiten möchte ich diesen Teil mit einer Liste wohlbekannter Gerichte, die man ohne Angst weiterhin auf den Tisch bringen kann, *vorausgesetzt, man läßt cholesterinhaltige Zutaten weg und ersetzt verbotenes Bratfett durch erlaubtes:*

alle Gemüse:
    gekocht
    gedünstet
    gedämpft
    geschmort
    gebraten
    überbacken

alle Beilagen:
    Pellkartoffeln
    Salzkartoffeln
    Bratkartoffeln ⎫ (in Sonnenblumenöl
    Pommes frites ⎭ gebraten, bzw. fritiert)
    Folienkartoffeln
    Schloßkartoffeln

    Sojanudeln
    Hartweizengrießnudeln ohne Eier

    Reis — gekocht, gebraten oder als Auflauf

Kartoffelklöße:
    roh*
    gekocht*
    halb und halb*

Semmelknödel (Nur auf Speckklöße müssen wir leider verzichten)!*

---

* Alle Klöße nur mit Eiweiß binden!

35

alle Eintöpfe
aus: Kartoffeln   Linsen
      Gemüse   Bohnen — grün oder getrocknet
      Pilzen   Körnern
      Erbsen

Gemüsesuppe
Klare Brühen
Sauerkraut
alle Rohkostsalate, außer Avocado

Fisch: gegrillt   in der Folie
      gekocht   gedämpft
      gedünstet   überbacken
      gebraten

Pilze in jeder nur erdenklichen Zubereitungsart
Tomaten desgleichen

Hefekuchen ohne Eier

Rote Grütze, überhaupt alle Süßspeisen ohne Sahne,
Milch und Eier, vorzugsweise mit Fruchtzucker oder Süßstoff gesüßt.

alle Obstarten: roh   als Auflauf
             gekocht   mit Magerquark
             gedünstet mit Magerjoghurt

Sie sehen schon, verhungern muß keiner — auch ohne
Kotelett und Schweinebraten gibt es noch eine gewaltige
Auswahl. Und dazu kommen dann auch noch Dinge, die
man in anderen Ländern erfunden hat, und die sich für
eine Cholesterindiät hervorragend eignen. Eine ganze
Reihe davon habe ich hier mit aufgenommen, so daß
durch die Diät Ihr Speisezettel nicht ärmer wird, sondern
im Gegenteil eine Bereicherung erfährt.

Viel Spaß beim Kochen und guten Appetit!

Cholesterinarme Rezepte

Für viele Rezepte braucht man Fleischbrühe, aber das, was man fertig kaufen kann, enthält undefinierte Fette in unbekannter Menge und ist deshalb für unsere Zwecke nicht geeignet. Gesünder ist eine selbstgekochte Brühe, die man noch dazu auf den eigenen Geschmack abstimmen kann. Mit ein wenig Planung ist der Arbeitsaufwand sehr gering — einmal kochen, wochenlang fertige Brühe im Haus!

Magere Brühe

je 200 g Hähnchen,
Schweinefleisch, Rind-
fleisch, Kalbfleisch und
Lammfleisch
6—7 Knochen
1 Markknochen
1 Kochleberwurst
1 Packung Suppengemüse
1 Bund Petersilie

7—8 Pfefferkörner
3—4 Nelken
2 Lorbeerblätter
Estragon
Salbei
Rosmarin
Lauch
Basilikum

Alle Zutaten in einem sehr großen Topf — meiner faßt 7,5 l — mit viel Wasser aufsetzen und 3 bis 4 Stunden kochen lassen. Danach sorgfältig absieben, und die Brühe kalt stellen, bis das Fett sich als Schicht oben abgesetzt hat. Fettschicht gründlich entfernen, Brühe soweit erwärmen, daß das restliche Fett schmilzt, wieder kalt stellen, das Ganze nochmals wiederholen. Danach sollte sich kein Fett mehr absetzen können, weil keines mehr da ist; aber das Aroma der Brühe ist hervorragend.

Einen Teil der Brühe füllen Sie jetzt in größeren Portionen in Gefrierbeutel und frieren ihn ein. Aber 1—2 l füllen Sie in Eiskugelbeutel oder kleine Becher und frieren diese — wenn vorhanden — im Gefrierschrank in der Küche ein. Diese Brühekugeln sind außerordentlich praktisch für alle Rezepte, bei denen man 1 oder 2 EL Brühe braucht: man drückt einfach 1 oder 2 Brühekugeln in Topf und Pfanne und fertig.

Kartoffelsuppe mit Shiitake

140 g mehligkochende
Kartoffeln
300 ml magere Brühe
(siehe Rezept Seite 37)
100 g Shiitake-Pilze
2 Petersilienstengel
2 EL Distelöl

Salz
Pfeffer aus der Mühle
1 Prise Zucker
2 EL Magermilchpulver,
mit etwas Wasser verrührt
1 kleiner Becher Magerjoghurt

Die Kartoffeln schälen, waschen und in etwa 1 cm dicke Scheiben schneiden. In der Brühe weichkochen.
Die Shiitake-Pilze putzen und in Scheiben schneiden. Die Petersilie waschen und die Blätter abzupfen. Die weichgekochten Kartoffeln mit dem Mixer pürieren. Die

Shiitake-Scheiben in wenig Öl andünsten. Mit Salz, Pfeffer und einer Prise Zucker würzen.
Die Kartoffelsuppe in einem Topf aufsetzen, das verrührte Magermilchpulver hinzufügen und kurz kochen lassen. Die Shiitake-Pilze in die Suppe geben. Mit den abgezupften Petersilienblättchen und einem Tupfer Joghurt garniert servieren.

Erbsencreme mit Austernpilzstreifen

2 Schalotten
5 EL Distelöl
500 g frische oder tief-
gekühlte Erbsen
knapp 1 l magere Brühe
(siehe Rezept Seite 37)
2 EL Magermilchpulver,
mit etwas Wasser verrührt
Salz
Selleriesalz
weißer Pfeffer aus der
Mühle
250 g Austernpilze
3 Knoblauchzehen
3 frische Minzezweige
Zitronensaft
1 Schuß Worcestersauce

Die Schalotten schälen, fein hacken und in 2 EL Öl weichdünsten. Die Erbsen, die magere Brühe und das verrührte Magermilchpulver dazugeben und 25 Minuten bei geringer Hitzezufuhr kochen.
Die Suppe im Mixer oder mit dem Pürierstab zerkleinern, mit Salz, Selleriesalz und weißem Pfeffer würzen.
Die Austernpilze von eventuellen Strohresten säubern, den Strunk abschneiden und die Pilze in schmale Streifen schneiden. Die Pilzstreifen in heißem Öl kurz braten. Den Knoblauch schälen, zerdrücken und während des Bratens dazugeben.
Die Minze abbrausen und von den Stengeln zupfen. Die

Suppe nochmals aufkochen und mit Zitronensaft und Worcestersauce abschmecken. Auf vier Teller verteilen und mit den Austernpilzstreifen und den Minzeblättchen bestreuen.

Sehr gesund für unsere Diät sind Fischgerichte, deshalb folgt hier eine kleine Auswahl:

Fischauflauf

3 Sorten Fisch, insgesamt	*1 TL Rosmarin*
ca. 750 g (z. B. Lachs,	*1 TL Herbes de Provence*
Scholle, Barsch)	*$\frac{1}{2}$ TL grüner Pfeffer (frisch*
250 g Mischpilze (frisch	*geschrotet)*
oder gefroren)	*1 Prise schwarzer Pfeffer*
Distelöl	*Salz*
4—5 Knoblauchzehen	*1 gehäufter EL Mandeln*

Den Fisch sorgfältig reinigen, mit Zitrone beträufeln und in Würfel schneiden. Eine flache Bratform mit Distelöl auspinseln, Fisch mit Pilzen und Gewürzen vermischen und in die Form geben. Mit Mandeln bestreuen und einige Tropfen Distelöl darüberträufeln. Bei mittlerer Hitze 25 bis 30 Minuten backen.

Gebratene Schollenfilets

1 Schollenfilet pro Kopf	*Pfeffer*
Saft von 1 Zitrone	*100 g Champignons oder*
Salz	*Egerlinge*
Distelöl	*3 Knoblauchzehen*

Die Schollenfilets waschen, abtupfen, mit Zitronensaft einreiben. Nach 10 Minuten salzen, pfeffern, bemehlen. In heißem Distelöl anbraten. Die Pilze in dünnen Scheiben darüberstreuen, Filets wenden und goldbraun braten. Unmittelbar vor dem Anrichten die Knoblauchzehen hineinschneiden, nicht mehr mitbraten.

Fischgratin

750—1000 g Scholle,	*2—3 Knoblauchzehen*
Lachs, Seezunge, Heilbutt	*Distelöl*
oder eine Mischung von	*1 Dose Champignons*
allen	*Semmelmehl oder Brot-*
Zitronensaft	*krümel*
Mehl	*Distelöl*

Den Fisch waschen, mit Zitronensaft beträufeln, mit einer Mischung aus Mehl, Salz und Pfeffer panieren. 1 Bratform mit Distelöl ausreiben, den Fisch hineinschichten, Champignons und in Scheiben geschnittenen Knoblauch hineinmengen, mit Semmelmehl oder Brotkrümeln bestreuen, einige Tropfen Distelöl darauf verteilen und ca. 25 Minuten in der Bratröhre backen.

Überbackener Fisch

750—1000 g Seezungen-	*Pfeffer*
filet	*1 EL frischer Dill oder*
1 Tasse Mehlschwitze (aus	*1 TL getrockneter Dill*
Distelöl und Mehl)	*½ TL Salz*
½ Tasse gewürfelte Gurke	*5 Spritzer Tabascosauce*
3 Frühlingszwiebeln	*2 Knoblauchzehen*

Die Seezungenfilets reinigen und flach in einer Bratform auslegen. Alle anderen Zutaten gut vermischen — die Frühlingszwiebeln in dünne Ringe geschnitten — und über den Fisch verteilen. 5 bis 7 Minuten grillen, mit etwa 7,5 bis 15 cm Abstand vom Grill.

Aber auch Fleisch ist erlaubt, vorausgesetzt, daß es ganz
mager ist und nicht allzu reichlich verwendet wird:

Gulasch

1 kleines Filetsteak	*1 TL Rosenpaprika*
1 kg Champignons	*1 Prise Cayennepfeffer*
5 Tomaten	*Mehl*
2 Paprika	*Wasser*
1 große Zwiebel	*Pfeffer*
3 Knoblauchzehen	*Salz*
Distelöl	*1 Schuß Rotwein*

Die Zwiebel die Ringe schneiden, Fleisch in kleine Würfelchen, Champignons in Scheiben, Tomaten in Viertel
und Paprika in Ringe.
In dem heißen Öl erst die Zwiebel, dann das Fleisch anbraten, Champignons kurz mitbraten, mit Rosenpaprika,
Cayennepfeffer und Mehl bestäuben, unter Rühren anbräunen, Tomaten und Paprika dazugeben, genügend
Wasser angießen und ca. 1 Stunde kochen. Mit den kleingeschnittenen Knoblauchzehen, Pfeffer, Salz und Rotwein
abschmecken.

Geschnetzeltes mit Pilzen

150 g Hähnchenbrustfilet	*Mehl*
2 Dosen Champignons	*Salz*
oder 1 kg frische Egerlinge	*Pfeffer*
1 Bund Petersilie	*Thymian*
1 Beutel Brühe (siehe	*Knoblauchpulver*
Seite 37)	*Distelöl*

Das Fleisch in dünne Streifen, die Pilze in dünne Scheiben schneiden. In heißem Öl erst das Fleisch, dann die Pilze bräunen. Wenn alle Flüssigkeit verdunstet ist, mit Mehl bestäuben, leicht anbräunen, Brühe nach und nach einrühren und ca. 20 Minuten köcheln, mit den Gewürzen abschmecken und ganz zum Schluß die kleingeschnittene Petersilie einstreuen — nicht mehr mitkochen.

Frikadellen

150 g Tatar	1 Prise Rosenpaprika
350 g Roggenbrötchen	1 Prise Majoran
(ca. 5)	Pfeffer
1 feingehackte Zwiebel	Salz
1 zerdrückte Knoblauch-	Mehl
zehe	Distelöl
2 Eiweiß	eventuell etwas Panier-
¼ TL Thymian	mehl

Weißbrot oder Brötchen gut einweichen und dann gründlich ausdrücken, mit Tatar, dem Eiweiß und den Gewürzen zu einem festen Teig verkneten. Falls der Teig zu naß ist, noch etwas Paniermehl hineinkneten. Zu flachen Frikadellen formen und in Distelöl rundum braun braten.

Sie sehen jetzt sicher schon, worauf es mir bei den Fleischrezepten ankommt — am liebsten verwende ich solche, bei denen das Fleisch kleingeschnitten oder gemahlen wird, dann ist es am einfachsten, einen Teil des normalerweise verwendeten Fleisches durch andere Zutaten — wie Pilze, Brötchen usw. — zu ersetzen.

Spargel mit Schinken
oder Truthahnbrust

750—1000 g Spargel
2 Kartoffeln pro Kopf
(mehlig)
1 Bund Petersilie
2 Scheiben gekochter
Schinken für jedes gesunde
Familienmitglied

2 Scheiben Truthahnbrust
für jedes kranke Familienmitglied
Butter
Becel
2 TL Zucker
1 TL Salz

Den Spargel waschen und schälen. Reichlich Wasser mit Zucker und Salz zum Kochen bringen, den Spargel darin langsam gar kochen. Die Kartoffeln mit der Schale in Salzwasser kochen und nach dem Garen schälen. Butter und Becel — Menge nach Wunsch — in getrennten Saucieren schmelzen. Schinken und Truthahnbrust auf einer Platte arrangieren, mit ein paar Petersiliensträußchen garnieren. Die restliche Petersilie klein schneiden und über Spargel und Kartoffeln streuen. Die Butter bzw. Becel gibt sich dann jeder auf dem Teller über die Spargel und Kartoffeln.

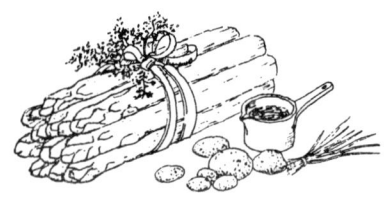

Gefüllte Paprikaschoten

120 g Dinkel
½ l magere Brühe (siehe
Rezept Seite 37)
160 g Erdnüsse in der
Schale (oder 120 g Erd-
nußkerne)
250 g Frühlingszwiebeln
200 g Egerlinge
6 EL Distelöl
1 EL Magermilchpulver,
mit etwas Wasser verrührt
4 EL frische Thymian-
blättchen

2 EL frischgehackte Petersilie
frischgemahlener
schwarzer Pfeffer
4 mittelgroße grüne
Paprikaschoten
600 g reife Tomaten
3—4 Knoblauchzehen
Salz
4 EL geriebener magerer
Schnittkäse
einige Thymianzweige

Den Dinkel in einem Sieb unter fließendem Wasser abspülen. In der Brühe 10 Minuten kochen und auf der
ausgeschalteten Kochplatte 10—20 Minuten ausquellen
lassen. Gegebenenfalls die Erdnüsse aus der Schale lösen, dabei die rotbraunen Häutchen abstreifen. Die Erdnüsse in der Küchenmaschine mittelgrob hacken.
Die Frühlingszwiebeln putzen, waschen und in Streifen
schneiden. Die Egerlinge mit Küchenkrepp säubern. Die
Pilze grob hacken und mit den Zwiebeln 3 Minuten in
3 EL Öl dünsten. Den Dinkel, die Erdnüsse, das verrührte
Magermilchpulver, den Thymian und die Petersilie dazugeben und alles mischen. Die Füllung mit Pfeffer abschmecken.
Die Paprikaschoten waschen und längs halbieren. Die
Innenwände und die Kerne entfernen. Die Schoten füllen.
Die Tomaten würfeln, in eine Servierpfanne geben und
mit dem durchgepreßten Knoblauch und dem restlichen

Öl verrühren, mit Salz und Pfeffer vorsichtig würzen. Die Paprikaschoten in der Pfanne zugedeckt 12—15 Minuten dünsten. Dann den Käse über die Schoten streuen und das Ganze im vorgeheizten Backofen bei 200°C auf der obersten Schiene oder unter dem Grill noch 5—6 Minuten überbacken, bis der Käse zu schmelzen beginnt. Das Gericht mit Thymianzweigen garnieren.

Für die später in diesem Abschnitt folgenden beliebten Salatrezepte benötigt man auch Mayonnaise. Deshalb hier zunächst mein Mayonnaiserezept:

Mayonnaise

Die Mayonnaisesorten, die man fertig kaufen kann, sind für unsere Zwecke nicht geeignet, da wir die Art der verwendeten Fette nicht kontrollieren können. Das gilt auch für leichte, joghurthaltige Mayonnaisen.
(Möglicherweise bildet aber die seit jüngstem erhältliche Mayonnaise aus reinem Sojaöl eine Ausnahme!)
Distelöl scheint sich für Mayonnaise nicht zu eignen, aber Sonnenblumenöl, das ja auch sehr günstig ist bei einem hohen Cholesterinspiegel, geht sehr gut.

1 Ei	*Pfeffer*
$^1/_8$—$^1/_4$ l Sonnenblumenöl	*Salz*
1 Becher Magerjoghurt	*Knoblauchpulver*
1 TL Zitronensaft	*eventuell Kräuter*

Das ganze Ei kommt ins Rührgerät und wird auf höchster Stufe geschlagen. Das Sonnenblumenöl geben wir tropfenweise dazu, bis die Mayonnaise schön fest ist. Dann rühren wir noch den Joghurt, den Zitronensaft und die Gewürze nach Geschmack hinzu.

Kartoffelpüree

1 kg Kartoffeln
Salz
Magermilch

1 gehäufter TL Becel-
Margarine

Kartoffeln schälen und in Salzwasser gar kochen. Das Wasser abschütten, Margarine und einen kräftigen Schuß heiße Magermilch zu den Kartoffeln geben, zerstampfen und nach und nach Magermilch zugeben, bis die gewünschte Konsistenz erreicht ist. Mit Salz abschmecken.

Kartoffelsalat

1 kg Kartoffeln
selbstgerührte Mayonnaise
1 Stange Bleichsellerie
2 Tomaten
1 Apfel (säuerlich)
2 saure Gurken
1 Stücke Salatgurke
1 Stück Sellerie
1 Frühlingszwiebel

1 kleines Stück Lauch
1 große Zwiebel
gehackte Petersilie
Pfeffer
Salz
Zitronenessig
100 g geräucherte Truthahnbrust

Die Kartoffeln in Salzwasser kochen, schälen und in Würfel oder Scheiben schneiden. Sellerie, Tomaten, Apfel, Gurken, Zwiebel usw. klein schneiden, untermischen. Mayonnaise nach Geschmack dazugeben und mit den restlichen Zutaten abschmecken. Etwa 1 Stunde ziehen lassen.

Falls Sie eine größere Menge Kartoffelsalat machen wollen und dabei nur ein Teil cholesterinarm sein soll, dann können Sie nach dem Abschmecken den Salat aufteilen und den Teil, der nicht diät sein soll, mit kleingeschnittenem Bacon und hartgekochtem Ei verfeinern.

Nudelsalat

250 g Sojanudeln
100 g TK-Erbsen
1 Portion Mayonnaise
(selbstgerührt)
1 Dose Champignons
1 Hähnchenbrustfilet
2—3 saure Gurken

1 Apfel (säuerlich)
1 Dose Mandarinen
1 Banane
Pfeffer
Salz
1 Schuß milder Essig

Die Nudeln in Salzwasser »al dente« kochen, abschütten. Die Erbsen in kochendes Salzwasser werfen; abstellen, sowie das Wasser wieder zu kochen anfängt. Das Hähnchenbrustfilet grillen und würfeln. Champignons halbieren, Gurken und Apfel in kleine Würfel, Banane in Scheiben schneiden. Alle Zutaten mischen, wobei Fleisch und Nudeln noch recht warm sein sollten. Mit frischgemahlenem schwarzen Pfeffer, Salz und mildem Essig abschmekken und 1 Stunde ziehen lassen.

Um den Geschmack etwas zu variieren, kann man das Hähnchenbrustfilet auch durch mageren gekochten Schinken, Becel-Würstchen, mageres Corned Beef oder Truthahnbrust ersetzen.

Zum Abendessen oder als kalte Beilage an heißen Sommertagen schmeckt auch folgendes sehr gut:

Handkäse und/oder Sülze
»mit Musik«

1—2 scharfe Zwiebeln
1 Knoblauchzehe
1—2 EL Distelöl
frischgemahlener
schwarzer Pfeffer

Salz
3—4 EL milder Zitronen-
essig
Handkäse oder Korbkäse
und/oder magere Sülze

Mindestens 4 Stunden vor der Mahlzeit schneidet man die Zwiebeln und den Knoblauch sehr fein, gibt beides in ein dicht schließendes Gefäß, verrührt mit Pfeffer, Salz, Öl und Essig, stellt die Mischung in den Kühlschrank, damit sie gut durchziehen kann. Sie wird dann über den Handkäse gegeben, der praktisch völlig cholesterinfrei ist, oder, falls jemand keinen Handkäse mag, über eine magere Sülze aus Rind- oder Truthahnfleisch.

Und zum Abschluß dieses Abschnittes noch ein paar süße Rezepte aus deutschen Landen, die nur Spuren von Cholesterin aufweisen:

Äpfel im Schlafrock

Teig:
200 g Mehl
2 gestrichene TL Back-
pulver
¹⁄₄ TL Salz
6 TL Puderzucker
9 TL Becel
³⁄₄ Tasse Magermilch

Füllung:
4 mittelgroße Äpfel
50 g Fruchtzucker
20 g Becel
¹⁄₂ TL Zimt
2 TL Mandeln und Rosinen
2—3 TL Zitronensaft

Mehl, Backpulver, Salz und Zucker mischen, Becel hineinkneten, mit Milch zu einem weichen Teig verrühren und 5 Minuten kalt stellen. Ausrollen und 4 Quadrate ausschneiden.
Äpfel schälen, aushöhlen. Höhlung mit Fruchtzucker, Zimt, Mandeln und Rosinen füllen, Zitronensaft darüberträufeln und etwas Becel daraufgeben. Jeden Apfel auf ein Teigstück legen. Teig über Eck falten. Ränder anfeuchten und festdrücken, einstechen. Bei ca. 170°C rund 40 Minuten backen.

Dazu Zitronensauce:

125 g Fruchtzucker
1½ Tassen Wasser
½ TL Zimt
¼ TL Salz

3 gestrichene TL Mais-
mehl
30 g Becel
2 EL Zitronensaft

Maismehl, Salz und Fruchtzucker mischen, in kochendes
Wasser einrühren, auf kleiner Flamme kochen, bis es etwas andickt. Vom Herd nehmen, Zitronensaft, Zimt
und Becel einrühren, über die Äpfel im Schlafrock gießen.

Obstquark

Für 2 Personen:

250 g Magerquark
Magermilch zum Anrühren
Obst: z. B. gefrorene
Waldfrüchte oder 1 Dose
Mischobst oder Äpfel,
Birnen, Erdbeeren,
Himbeeren, Brombeeren,
Bananen, Kiwi, Pflaumen,
Kirschen, Johannisbeeren
— einzeln oder gemischt

Fruchtzucker oder Süß-
stoff nach Geschmack
Honig oder Ahornsirup
1 Msp Vanillezucker
1 TL Zitronensaft
etwas Zitronenschale
1 TL Cherry Brandy
1 EL gemahlene Mandeln

Den Quark mit der Milch anrühren. Die Früchte klein geschnitten hineingeben, mit wenig Zucker oder Süßstoff,
viel Honig oder Ahornsiurp nach Geschmack süßen. Die
Mandeln vor dem Mahlen abziehen. Mit den restlichen
Zutaten abschmecken (den Vanillezucker haben Sie selbst
gemacht, indem Sie einige Vanilleschoten in ein Schraub-
glas voll Zucker gesteckt haben — schmeckt viel besser
als Vanillinzucker).

Rezepte aus Frankreich

Für viele italienische und französische Rezepte benötigt man »Coulis de Tomates«, auf gut deutsch eine dick eingekochte Tomatensauce, die sich mit vielen anderen Dingen verträgt.

Da die Zubereitung ein wenig Zeit erfordert, bereite ich dieses Coulis immer in großen Mengen zu und friere dann die künftig benötigten Portionen ein.

Hier gebe ich die Mengen an, die man benötigt, um einmal reichlich Sauce — beispielsweise zu Nudeln — zu haben. Wenn Sie auch auf Vorrat kochen wollen, vervielfältigen Sie einfach alle Mengen etwa im gleichen Maßstab.

Coulis de Tomates

1 kleine Zwiebel, fein gehackt	*Distelöl*
1 Knoblauchzehe, gepreßt	*500—600 g Tomaten, klein geschnitten*
1 EL Bleichsellerie, fein gehackt	*¼ TL Basilikum*
1 EL Karotte, in dünne Scheiben gehobelt	*Salz*
	Pfeffer
	evtl. etwas Petersilie

Gut ½ TL Distelöl in einer tiefen Pfanne erhitzen, und die Zwiebel, den Knoblauch, Sellerie und die Karotte dünsten, ohne sie braun werden zu lassen. Tomaten mit Basilikum und Petersilie, falls erwünscht, dazugeben. Köcheln, bis die Flüssigkeit verdampft ist, dabei häufig umrühren. Die Zutaten sollten bereits eine ziemlich homogene Masse bilden. Durch ein Sieb passieren und abschmecken.

Die beiden folgenden Saucen eignen sich vorzüglich zum Übergießen von halbgar gekochtem Gemüse wie z.B. Chicorée, Brokkoli, Blumenkohl und Schwarzwurzeln, das man anschließend im Backofen ca. 15 Minuten überbäckt, womit man — auch ohne Käse — viele Möglichkeiten eines feinen Gratins hat.
Für die gesunden Familienmitglieder kann man beispielsweise die Chicoréekolben vorher in jeweils eine Scheibe Schinken einrollen und sie eventuell mit Reibekäse bestreuen, bevor man die Sauce darübergießt.
Ansonsten serviert man sie gerne in Verbindung mit gekochten Kartoffeln, z.B. als Béchamelkartoffeln, bei denen in Scheiben geschnittene Pellkartoffeln in der Sauce — mit frischem Schnittlauch bestreut — aufgetragen werden.

Béchamelsauce

2 EL Distelöl   *Salz*
2 gestrichene EL Mehl   *Pfeffer*
300 ml Magermilch

Das Öl in einem Topf mit Sandwichboden erhitzen. Das Mehl so lange einrühren, bis es mit dem Öl eine homogene Masse bildet. Tropfenweise die Magermilch einrühren. Ca. 10 Minuten köcheln, dabei immer wieder umrühren. Mit Salz und Pfeffer abschmecken.

Kräutersauce

300 ml Béchamelsauce
1 EL Distelöl
2—3 EL Zitronensaft

1½ EL Petersilie oder
gemischte Kräuter
evtl. 1 zerdrückte Knob-
lauchzehe

Die Béchamelsauce nach dem voranstehenden Rezept zubereiten. Nach dem Kochen Öl und Zitronensaft einrühren. Die Kräuter waschen, gut trocknen und sehr fein hacken. Einrühren und nach Geschmack den Knoblauch hinzugeben.

Das folgende Rezept ist zwar nicht so übermäßig cholesterinarm, aber doch wenigstens so weit entschärft, daß man es ausnahmsweise einmal als Festessen auf den Tisch bringen darf.

Lammkeule provençale

1 sehr magere Lammkeule
30 g magerer Räucher-
schinken
3 Knoblauchzehen,
gestiftelt
2 Tomaten

1 Zwiebel (in Scheiben)
250 g Pilze
150 g Karottenscheiben
etwas Sellerie
½ l Rotwein
ein Schuß Distelöl

Von der Keule alles Fett, Haut und Sehnen sorgfältig entfernen, mit Schinkenstreifchen und Knoblauchstiften spikken. Auf einem Bett aus den angegebenen Gemüsearten bei ca. 170 Grad in der Röhre braten. Den Rotwein mit dem Öl erhitzen, aber nicht kochen. Damit die Keule regelmäßig begießen. Wenn die Keule gar ist, herausnehmen und warm stellen. Den Bratensaft durch ein Haarsieb in einen Topf gießen. Das Gemüse zusammen mit provençalischen Kräutern und Knoblauch zu einer Paste mahlen, mit einem Klecks Becel-Margarine in den Bratensaft einrühren, und mit Zitronensaft, Salz und grünem Pfeffer abschmecken.

Dazu servieren Sie Kartoffelklöße und Rotkohl oder in wenig Wasser gedämpfte grüne Bohnen.

Natürlich wird man versuchen, immer möglichst wenig Fleisch zu kochen, aber irgendwann will wohl jeder — und sei der Cholesterinspiegel noch so hoch — einmal nichts von Diät hören und die Zähne in ein ordentliches Steak vergraben. Damit man dabei kein allzu schlechtes Gewissen haben muß, gibt man am besten reichlich Knoblauch daran. Und in der folgenden Form schmeckt es uns dann besonders gut:

Pfeffersteak mit Knoblauch und Rosmarin

4 dicke Filetsteaks   *getrockneter Rosmarin*
(2½—3 cm)   *2—3 Knoblauchzehen*
gemahlener grüner Pfeffer   *reichlich Distelöl oder*
ganzer grüner Pfeffer   *Sonnenblumenöl*

Die Steaks leicht abwaschen, gut trocknen, mit gemahlenem grünen Pfeffer massieren, mindestens 10 Minuten liegen lassen. Das Öl in einer Edelstahlpfanne mit Sandwichboden stark erhitzen, die Steaks und gut einen Teelöffel ganzen grünen Pfeffer hineinlegen, 3—4 Minuten braten, umdrehen, gut einen Teelöffel Rosmarin dazugeben, auch diese Seite 3—4 Minuten braten. Unmittelbar vor dem Servieren den sehr kleingeschnittenen Knoblauch über die Steaks verteilen und diese noch einmal kurz umdrehen. Beim Anrichten die Gewürze aus der Pfanne über die Steaks geben, das Fett zurückhalten.

Jetzt geht es aber wieder ganz cholesterinarm weiter:

Hähnchen auf algerische Art

1 große Poularde, ent-
häutet
3—4 EL Distelöl
2 Auberginen in Scheiben
1 kleine gehackte Zwiebel
1 Knoblauchzehe, zer-
drückt

250 g Tomaten, geschält
und klein gehackt
Salz
Pfeffer
gehackte Petersilie zur
Dekoration

Die Poularde in 8—10 Stücke schneiden. Die Hälfte des Öls erhitzen, darin die Fleischstücke rundum bräunen, die Temperatur senken, das Fleisch zudecken und rund 15 Minuten kochen. Die Auberginen in kochendem Salzwasser 1 Minute lang blanchieren, abtrocknen und danach in einer anderen Pfanne im restlichen Öl braten. Auberginen abtropfen lassen und warm stellen. Das Hähnchen, welches 15 Minuten gekocht hat, aus der Pfanne nehmen und warm stellen. Zwiebeln, Knoblauch und Tomaten in diese Pfanne geben und unter gelegentlichem Rühren 8—10 Minuten garen. Jetzt die Poulardenstücke in die Tomatenmischung zurücklegen und mit Salz und frischgemahlenem schwarzen Pfeffer abschmecken. Nochmals 10—15 Minuten bei niedriger Temperatur weiterköcheln lassen, bis die Poularde richtig gar ist. Das Hähnchen auf einer vorgewärmten tiefen Platte anrichten, darum herum die Auberginenscheiben, übergossen mit der Tomatensauce. Mit gehackter Petersilie bestreuen.

Coq au Vin
Hähnchen in Wein

1 große Poularde, ent-
häutet
Salz
Pfeffer
2 dünne Scheiben magerer
roher Schinken
6 EL Distelöl
1 Schnapsglas Cognac
1 Flasche trockener Rot-
wein

1 Zweig Petersilie
1 Lorbeerblatt
20 Frühlingszwiebeln
$\frac{1}{2}$ TL Zucker
220—250 g Champignons,
in dünne Scheiben
geschnitten
1 Knoblauchzehe, zer-
drückt

Die Poularde in 8 Stücke schneiden, salzen und pfeffern.
Den rohen Schinken in kleine Stückchen schneiden. 4 EL
Öl in einer großen, schweren Pfanne erhitzen und die
Poulardenstücke mit dem Schinken rundum bräunen.
Dann den Cognac darüber gießen und flambieren. (Diesen Teil kann man notfalls auch weglassen.) Jetzt fast die
ganze Flasche Wein sowie das Lorbeerblatt und die Petersilie dazugeben. Zudecken und bei möglichst niedriger Temperatur rund 90 Minuten köcheln, bis das Fleisch
ganz weich ist.
Inzwischen das restliche Öl erhitzen und darin die Frühlingszwiebeln anbräunen (ohne die grünen Teile), den
Zucker und den Rest des Weins dazugeben und 20 Minuten pochieren, bis die Zwiebeln weich sind. Die Pilze
ebenfalls in wenig Öl gar braten. Etwa 10 Minuten, ehe
die Poularde fertig ist, Zwiebeln, Pilze und Knoblauch
dazugeben. Die Fleischstücke herausnehmen und auf einer vorgewärmten tiefen Platte anrichten. Lorbeer und
Petersilie wegwerfen. Zwiebeln und Pilze über dem Hähnchen anrichten, und die Sauce, die inzwischen noch ein
wenig eingekocht wurde, darübergießen.

Zitronenhähnchen

1 große Poularde, ent-
häutet
1 kleine Zwiebel, gehackt
ca. 100 g Distelöl
1 Zweig Rosmarin

2 unbehandelte Zitronen
Salz
Pfeffer
$\frac{1}{2}$ Glas trockener Weiß-
wein

Poularde innen und außen reinigen. Mit Zwiebel, 1 EL
Öl, Rosmarin, der abgeriebenen Schale von $\frac{1}{2}$ Zitrone,
1 TL Salz und reichlich frischgemahlenem schwarzen
Pfeffer füllen. Das restliche Öl mit dem Saft von 1 Zitrone
mischen und die Poulade damit begießen. Die Poularde
im Backofen bei starker Hitze einige Minuten anbraten,
dann bei mittlerer Hitze ca. $1\frac{1}{2}$ Stunden weiterbraten,
häufig mit der Öl-Zitronen-Mischung bestreichen. Wenn
die Poularde gar ist, den Bratsaft in eine kleine Kasserolle
gießen, nochmals 1—2 EL Distelöl oder auch Becel-Margarine sowie etwas mehr Zitronensaft und den Weißwein hinzufügen. Aufkochen und 5 Minuten ziehen lassen. Mit der Poularde servieren.

Elsässer Bäckerofen

500 g mehlige Kartoffeln
1 große Dose Sauerkraut
1 Rippchen (Kotelettstück)
1 Becel-Leberwurst
4 Becel-Würstchen
30 g roher Schinken

1 große Zwiebel
3 Knoblauchzehen
Thymian
Pfeffer
Distelöl
Wasser

Bratform mit Distelöl auspinseln, 1 Schicht Zwiebelringe
hineinlegen, darauf 1 Schicht Kartoffeln, in Würfel oder
Scheiben geschnitten, darauf 1 Schicht Sauerkraut, dann

das Rippchen und die Würstchen, in Stücke geschnitten, sowie die Leberwurst, in kleinen Stückchen gut verteilt, wieder gefolgt von einer Schicht Kraut und einer Schicht Kartoffeln, diese vermischt mit dem kleingeschnittenen rohen Schinken, dem in Scheibchen geschnittenen Knoblauch, Thymian und Pfeffer. Als Abschluß nochmals einige Zwiebelringe verteilen und gut mit Distelöl beträufeln. Das Ganze mit Wasser auffüllen bis ca. 2 cm unterhalb der Oberfläche der obersten Schicht.

Im geschlossenen Topf mindestens 1¾ Stunden bei mittlerer Temperatur im Backofen schmoren, dann noch 15 Minuten ohne Deckel weitergaren.

Gefüllte Auberginen

2 große Auberginen	*Salz*
Sonnenblumenöl zum	*Pfeffer*
Fritieren	*2 EL Paniermehl*
4—6 Becel-Würstchen	*1 EL gehackte Petersilie*
1—2 Knoblauchzehen	*3—4 EL Distelöl*

Auberginen der Länge nach aufschneiden. Das Fruchtfleisch an mehreren Stellen einschneiden und mit Salz einreiben. 30 Minuten stehenlassen, waschen und abtrocknen. Kurz fritieren, dann mit einem Löffel vorsichtig das Fruchtfleisch herausheben. Das Fruchtfleisch kleinschneiden und zermanschen, mit den sehr kleingeschnittenen Würstchen, dem zerdrückten Knoblauch, etwas Salz und feingemahlenem schwarzen Pfeffer mischen. Diese Mischung in die Auberginenschalen füllen und in eine leicht eingeölte Backform legen. Paniermehl mit der Petersilie vermischen und über die Auberginen streuen. Das Öl gleichmäßig darüber verteilen. Bei mittlerer Hitze ca. 30 Minuten backen.

Tip: Übrigens kann man Auberginen auch völlig fettfrei garen, indem man sie im Urzustand, also einfach in der eigenen Schale auf den Rost in den Backofen legt und ca. 45 Minuten bei etwa 180 °C bäckt. Das Fruchtfleisch läßt sich hinterher gut mit einem Löffel herausnehmen und pürieren etc. (siehe auch »Burta«, Seite 149). Will man die Auberginen später füllen und überbacken, gart man sie nur 30 Minuten vor. Speziell für Übergewichtige ist diese Art des Garens eine interessante Alternative.

Lachs in der Folie

1 Scheibe Lachs pro Kopf, je ca. 200 g, ohne Haut
6—7 EL Distelöl
1 EL gehackte Petersilie
Salz
Pfeffer

1 ausreichend großes Stück Alufolie pro Scheibe
125 g Becel-Margarine
1 EL gehackt Petersilie
Saft von ¹/₂ Zitrone
evtl. etwas Knoblauch- pulver

Auf jedes Stück Folie eine Scheibe Lachs legen. Das Öl und die Petersilie gleichmäßig darüber verteilen. Mit Salz und Pfeffer würzen und die Folie gut verschließen. Bei mäßiger bis mittlerer Hitze ca. 25 Minuten im Backofen backen. Die Lachsscheiben in eine vorgewärmte Schale legen, den Saft aus der Folie darübergießen und jede Scheibe mit einem Klecks der gewürzten Margarine verzieren.
Hier ist es natürlich wieder sehr leicht, die gewürzte Margarine nur auf die Scheibe für den Cholesterinpatienten zu geben und für alle anderen nach gleicher Methode gewürzte Butter zu verwenden.

Teufelsmakrelen

1 Makrele pro Kopf   *1 Prise Cayennepfeffer*
Dijonsenf   *1 EL Distelöl pro Makrele*

Fische reinigen, Flossen und Schwanz abschneiden. Auf jeder Seite drei Einschnitte machen und rundum mit der Mischung aus Senf und Cayennepfeffer gut einreiben. Auf den Grillrost legen und die Hälfte des Distelöls darübergießen. Einmal umdrehen und die andere Seite mit dem restlichen Distelöl begießen.

Zwiebelsuppe

600—700 g Zwiebeln   *8—10 Scheiben Stangen-*
3 EL Distelöl   *weißbrot*
½ TL Zucker   *125 g fettarmer, trockener*
25 g Mehl   *Käse*
2—2,5 l Brühe (selbst-   *Salz*
gekocht, Seite 37)   *frischgemahlener*
     schwarzer Pfeffer

Die Zwiebeln in dünne Ringe schneiden. Öl in einem Topf mit Sandwichboden erhitzen, Zwiebeln im geschlossenen Topf bei nicht zu starker Hitze 10 Minuten dünsten. Den Zucker über die Zwiebeln streuen, und unter ständigem Rühren bräunen. Das Mehl darüberstreuen, und nochmals ca. 5 Minuten unter ständigem Rühren weiterbraten. Brühe dazugießen und würzen. Zum Kochen bringen und im offenen Topf ca. 30 Minuten köcheln. Abschmecken. In hitzebeständigen Suppentassen anrichten, die Brotscheiben oben auf die Suppe legen und mit geriebenem oder in dünne Streifen geschnittenem Käse bestreuen. Im heißen Backofen oder im Grill den Käse schmelzen.

Bouillabaisse

1 mittelgroße Zwiebel
$^1/_2$ Stange Lauch (der weiße Teil)
4 EL Distelöl
1,5 kg Fisch (verschiedene Arten)
1 kleine Dose Tomaten
15 g Knoblauch (gepreßt)
1 TL gehackte Petersilie
1 Zweig Thymian
1 Zweig Bohnenkraut
1 Zweig Fenchel
1 Lorbeerblatt
ganz wenig Anispulver
1 Prise Safran
Salz
Pfeffer

Fischsud (aus den Abfällen der verwendeten Fische)

Für den Sud außerdem:
$1^1/_2$ l Wasser
1 EL Salz
$^1/_8$ l Weißwein (nach Belieben)
1 kleine Zwiebel, besteckt mit 3 Nelken
6 Pfefferkörner
1 Lorbeerblatt
einige Petersilienstengel

Knoblauchcroûtons (siehe unten)

Die Fische vorbereiten. Die Abfälle davon in einen großen Topf mit Wasser und den übrigen Zutaten geben und zu Fischsud kochen. Nach etwa 20 Minuten abgießen.
Zwiebeln und Lauch fein hacken und in 2 EL Öl vorsichtig weich dünsten, ohne sie bräunen zu lassen. Alle Fische und Fischstücke darauf legen — bitte denken Sie daran: keine Schalentiere oder Muscheln verwenden —,

die zerdrückten Tomaten und alle Gewürze darauf verteilen, salzen und pfeffern und mit Fischsud aufgießen, bis alles bedeckt ist. 2 EL Öl darauftropfen und schnell zum Kochen bringen. 15 Minuten stark kochen, bis die Suppe etwas cremig erscheint. Jetzt abschmecken und dann schnell die Fische herausnehmen und auf einer vorgewärmten Platte anrichten. Die Brühe noch kochend in eine Suppenschüssel über die inzwischen vorbereiteten Croûtons gießen.

Croûtons: Stangenweißbrot in gleichmäßige Würfel schneiden, mit Knoblauch abreiben oder leicht mit Knoblauchpulver bestreuen und in wenig Distelöl anrösten.

Gut geeignet sind folgende Fischsorten: Heilbutt, Seezunge, Rotzunge, Seeteufel, St.-Petersfisch, Seeaal, Kabeljau, Merlan. Man sollte davon möglichst viele verschiedene mischen.

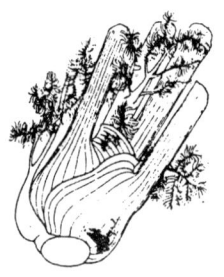

Rezepte aus Italien

Zunächst natürlich die unvermeidliche Pizza:

Pizza mit Lachs

*2 Pakete Pizzateig (ohne
Eier)
Distelöl
2 Lachsfilets
3 Tomaten
2 Zwiebeln
2 Knoblauchzehen*

*1 grüne Chilischote
150 g Champignons, in
Scheiben
Pfeffer
Salz
Oregano*

Ein großes Backblech einölen, ganz mit Pizzateig ausle-
gen, dabei die Seiten nach oben biegen, so daß eine Art
Wanne entsteht. Einige Male einstechen, mit Distelöl be-
streichen.
Lachsfilets und Tomaten in kleine Würfel, Zwiebeln und
Chili in dünne Ringe schneiden, Knoblauch hacken. Alle
Zutaten miteinander vermischen, gleichmäßig über den
Pizzateig verteilen, mit Öl beträufeln, und im vorgeheiz-
ten Backofen bei mittlerer bis hoher Temperatur backen,
bis die Ränder dunkel werden.
Sie sehen, es geht auch ohne Käse und Salami!

Und damit kommen wir zum nächsten Punkt der italieni-
schen Küche, den jeder kennt und der mir eigentlich am
liebsten ist: an Pasta könnte ich mich totessen! Und sie
eignet sich außerordentlich gut für cholesterinarme und
cholesterinfreie Ernährung!

Bandnudeln mit Lachs

500 g Sojabandnudeln   3 Knoblauchzehen
Salz   grüner Pfeffer, geschrotet
Wasser   ½ TL Rosmarin
300—400 g Lachs   4 EL Distelöl
Zitronensaft

Die Nudeln in reichlich Salzwasser »al dente« kochen,
abschütten und warm stellen.
Den Lachs enthäuten und von den Gräten befreien, mit
Zitronensaft einreiben und 10 Minuten ziehen lassen.
Das Öl in einer Pfanne erhitzen, den Lachs in kleine
Würfel schneiden, mit einer gehackten Knoblauchzehe
rundum gar braten. Den restlichen Knoblauch in dünne
Scheibchen schneiden, zusammen mit der Lachs-Öl-Mi-
schung unter die Nudeln mengen und mit Salz abschmek-
ken.

Spaghetti Bolognese

1 mittlere Zwiebel, fein   4 EL Brühe
gehackt   2 EL Tomatenmark
1 Karotte, gerieben   Salz
1 Stange Bleichsellerie,   Pfeffer
fein gehackt   1 Prise Majoran
100 g Tatar   400 g Spaghetti (Hart-
1 große Dose Tomaten   weizengrieß, ohne Eier)
⅛ l Weißwein, trocken   Distelöl

3—4 EL Distelöl in eine Pfanne geben, erhitzen und darin Zwiebel, Karotte und Sellerie langsam und unter Rühren in ca. 15 Minuten goldgelb dünsten. Jetzt das Tatar
einrühren und anbräunen. Den Wein dazugeben und bei

starker Hitze kräftig einkochen. Brühe und Dosentomaten zufügen, wieder einkochen. Das Tomatenpüree, Majoran, Salz und Pfeffer untermischen und ca. 1 Stunde bei niedriger Temperatur köcheln.

Viel Wasser mit Salz und 1 EL Öl aufsetzen, zum Kochen bringen. Darin die Nudeln in 5—7 Minuten »al dente« kochen, abschütten, mit der Sauce servieren.

Nudeln mit Hähnchen und Auberginen

400 g Sojanudeln
Salz
Distelöl
125 g gebratenes
Hähnchen (ohne Haut)
1 dünne Scheibe Koch-
schinken ohne Fett
1 Knoblauchzehe, zer-
drückt
1 Zwiebel, gehackt

½ EL Cognac
4 Fleischtomaten
250 ml Sauce Bolognese
(siehe Seite 64)
1 große Aubergine
2 EL Semmelbrösel
Salz
schwarzer Pfeffer, frisch
gemahlen

Sauce Bolognese kochen, wie im Rezept für Spaghetti Bolognese (siehe Seite 64) angegeben, gegebenenfalls warm stellen.

Die Nudeln in reichlich kochendes Salzwasser mit 1 EL Distelöl legen, »al dente« kochen, abschütten und warm stellen.

Die Auberginen in Streifen schneiden, mit Salz bestreuen, 10 Minuten stehenlassen, abspülen und trocknen.

Hähnchen und Schinken klein schneiden.

Die Tomaten häuten, Samen entfernen und in Streifen schneiden.

Distelöl, Zwiebel und Knoblauch in eine Pfanne geben, reichlich mit Pfeffer bestreuen und dünsten, bis die Zwiebel goldgelb ist. Hähnchenfleisch und Schinken dazugeben und 1 Minute braten, Cognac dazuschütten und nochmals 2 Minuten kochen. Jetzt die Tomatenstreifen dazu und ein wenig Salz, ca. 10 Minuten weiterkochen, gelegentlich umrühren. Warm stellen.

Die Auberginenstreifen in Distelöl kurz anbraten. Die Semmelbrösel in etwas Öl bräunen.

Die Hälfte der Tomatensauce und die Hälfte der Sauce Bolognese über die Spaghetti gießen, die Semmelbrösel dazugeben und alles gut vermischen. Die Auberginenstreifen dekorativ darüberlegen. Die Saucenreste separat servieren.

Zu diesen Nudelrezepten kann man noch Unmengen von Variationen finden und erfinden. Dazu kommt noch die Möglichkeit, Nudeln selbst herzustellen und mit verschiedenen Zutaten unterschiedlich abzuschmecken — zur Zeit findet man da enorm viele Rezepte: Nudeln scheinen *en vogue* zu sein!

Aber natürlich hat die italienische Küche noch sehr viel mehr zu bieten:

Reis mit Auberginen

350 g Reis	*Salz*
2 mittelgroße Auberginen	*schwarzer Pfeffer*
2 mittelgroße Zwiebeln	*2 Scheiben Magerkäse*
2 EL Tomatenmark	*2 TL Basilikum, gehackt*
300 ml Brühe	*Distelöl*

Den Reis wie üblich in Salzwasser garen, gut abtropfen lassen. Die Auberginen in dünne Scheiben schneiden und in heißem Öl goldbraun braten, herausnehmen. Die Zwiebeln in Ringe schneiden und ebenfalls goldbraun braten. Das Tomatenmark mit der Brühe verrühren und zu den Zwiebeln gießen. 5 Minuten köcheln.

In eine eingeölte Bratform eine Schicht Reis geben, darüber eine Schicht Auberginen, Gewürze und ein wenig Käse darüberstreuen. Wiederholen, bis alle Zutaten aufgebraucht sind. Mit Brühe aufgießen, Basilikum und nochmals etwas Käse darüberstreuen. Bei mittlerer Hitze 30 Minuten überbacken.

Risotto auf Mailänder Art

2 Tassen Reis
4 EL Distelöl
1 gehackte Zwiebel
2 Tassen trockener Weißwein

2 Tassen Brühe, selbstgekocht
$^1\!/_2$ TL Safran
1 Scheibe Magerkäse, gehackt
Salz

Das Öl erhitzen, und darin die Zwiebel glasig anbraten. Den Reis dazugeben, die Temperatur verringern und unter ständigem Rühren einige Minuten braten. Wein und Brühe dazugießen, einmal kurz aufkochen und ziehen lassen, bis der Reis gar ist. Safran und Käse untermischen und mit Salz abschmecken.

Bohnensuppe mit Nudeln

200 g getrocknete grüne
Bohnen
500 g Prinzeßbohnen
50 g magerer roher
Schinken
3 EL Distelöl
2 gehackte Zwiebeln
1 Stange Bleichsellerie,
gehackt

2 Knoblauchzehen,
gehackt
Salz
schwarzer Pfeffer, frisch
gemahlen
50 g Sojabandnudeln
1 EL Petersilie, gehackt

Die getrockneten grünen Bohnen waschen und über
Nacht einweichen, abgießen. Mit dem rohen Schinken
und 1 l Wasser aufsetzen. Gut 1 Stunde kochen. Den
Schinken herausnehmen und wegwerfen. Die Hälfte der
Bohnen herausnehmen, im Mixer zu Brei zermahlen,
wieder in den Topf geben. Inzwischen haben Sie die
Prinzeßbohnen geputzt, geben sie in den Topf und kochen das Ganze nochmals 30 Minuten. Jetzt das Öl in einer kleinen Pfanne erhitzen, darin die Zwiebeln, den
Sellerie und den Knoblauch goldgelb braten und alles,
einschließlich der Bandnudeln, zu der Suppe geben.
Nochmals rund 10 Minuten kochen, bis die Nudeln fertig
sind, mit Salz und Pfeffer abschmecken und mit Petersilie
bestreut servieren.

Anmerkung: Wenn man außer rohem Schinken noch ein
wenig sehr mageres deutsches Corned Beef kurz mit an-
brät, wird der Geschmack noch kräftiger und angeneh-
mer; und statt der getrockneten grünen Bohnen kann
man, wenn man es eilig hat, auch sehr gut eine Dose
Kidneybohnen nehmen.

Osso buco

4 kleine Beinscheiben, ca.
2 cm dick von 1 ganz
jungen Kalb
6—7 EL Mehl
Salz
schwarzer Pfeffer, frisch
gemahlen
5 EL Distelöl
2 große Zwiebeln
1 große Dose geschälte
Tomaten

4 EL Tomatenmark
$\frac{1}{4}$ l sehr trockener Weißwein
1 EL geriebene Zitronen-
schale
einige Tropfen Zitronen-
saft
3—4 Knoblauchzehen,
zerdrückt
2 EL gehackte Petersilie

Die Beinscheiben dürfen noch nicht sehnig und durch-
wachsen sein, Haut und Fett sind ganz sorgfältig zu entfernen und — so leid es mir tut — falls der Knochen
Mark enthält, muß dieses auch herausgenommen werden.
Die derart entschärften Beinscheiben werden in dem
Mehl, das gut mit Salz und Pfeffer vermischt wurde, ge-
wälzt und dann in dem Öl auf beiden Seiten goldbraun
angebraten. Jetzt herausnehmen und warm stellen. Im
heißen Öl werden die Zwiebeln hellgelb gebraten, danach kommen die Tomaten mit der Flüssigkeit und das
Tomatenmark dazu. Alles gut durchrühren und kurz kochen lassen. Wein, Salz, noch etwas Pfeffer, Zitronenschale, Zitronensaft, und die Hälfte des zerdrückten
Knoblauchs dazugeben und wiederum 2—3 Minuten
unter Rühren kochen. Jetzt die Fleischscheiben einlegen,
so daß sie gut bedeckt sind, und bis zu zwei Stunden köcheln, bis das Fleisch butterzart ist. Zum Schluß die Petersilie und den restlichen Knoblauch hinzufügen, aber
nicht mehr mitkochen und abschmecken.

Gegrillter Lachs

1 Lachsseite von ca. 1 kg   *grüner Pfeffer, geschrotet*
Zitronensaft   *oder frisch gemahlen*
3—4 Knoblauchzehen   *Salz*
2 TL Rosmarin   *Distelöl*

Von dem Lachs nicht die Haut abziehen, aber gut waschen und, falls notwendig, schuppen. Mit der Fleischseite nach oben auf ein Brett legen und mit Zitronensaft einreiben. 10 Minuten liegen lassen, dann mit den in dünne Scheiben geschnittenen Knoblauchzehen, dem Rosmarin, dem Pfeffer und sehr wenig Salz — man kann es auch ganz weglassen — bestreuen. Mit Distelöl beträufeln und ca. 15 Minuten bei mittlerem Abstand grillen. Zwischendurch ein bis zwei Mal mit Öl einpinseln.

Seezunge mit Mandeln

8 Seezungenfilets   *2 Knoblauchzehen*
Mehl   *½ EL Rosmarin*
4 EL Distelöl   *½ EL Majoran*
Salz   *weißer Pfeffer*
1 große Zwiebel   *3 EL Mandeln, gehobelt*
300 ml Sekt

Die Filets gut waschen und abtrocknen, mit Mehl bestreuen. Das Öl erhitzen und die Filets auf jeder Seite 2—3 Minuten anbraten. Herausnehmen und auf Küchenpapier legen. Mit etwas Salz bestreuen. Die Zwiebel in Ringe schneiden und diese in dem Öl glasig braten. Herausnehmen und abtropfen lassen. Den Sekt in einem kleinen Topf aufkochen, alle anderen Zutaten hinzufügen und 2 Minuten ziehen lassen, über die Fischfilets gießen. Gut durchziehen lassen und gut gekühlt servieren.

Pollo ai Funghi
(Hähnchen mit Pilzen)

1 große Poularde, enthäutet und geachtelt	*4 Knoblauchzehen, zerdrückt*
4—5 EL Mehl	*1 Dose Champignons*
Salz	*$\frac{1}{4}$ l trockener Weißwein*
schwarzer Pfeffer	*1 kleine Dose geschälte*
$\frac{1}{2}$ TL Thymian	*Tomaten*
$\frac{1}{2}$ TL Majoran	*1 EL Stärkemehl*
4 EL Distelöl	*gehackte Petersilie*
1 Zwiebel, in dünne Ringe geschnitten	*2—3 Blättchen Basilikum*

Das Mehl auf einem großen Brett mit Salz, Pfeffer, Thymian und Majoran vermischen und die Hähnchenstücke darin wälzen. Das Öl erhitzen und darin die Hähnchenstücke rundum goldbraun anbraten und herausnehmen. Im selben Fett die Zwiebelringe andünsten, 2 Knoblauchzehen dazugeben, schnell umrühren, Champignons untermischen, kurz mit anbraten und mit den Tomaten und dem Weißwein ablöschen. Die Poulardenstücke wieder einlegen und ca. 20—25 Minuten auf kleiner Flamme kochen, bis das Fleisch ganz weich ist. Die Brühe mit dem Stärkemehl binden, den restlichen Knoblauch, die Petersilie und die kleingeschnittenen Basilikumblätter einmischen, ohne daß sie noch einmal mitkochen und abschmecken.

Tiroler Hähnchenpfanne

3—4 Hähnchenbrustfilets	Distelöl
250 g Champignons oder	2 Tomaten
Egerlinge	2 Knoblauchzehen
500 g Kartoffeln	1 Prise Thymian
100 g Erbsen	1 Prise Majoran
100 g Babykarotten	Pfeffer
2 Zwiebeln	Salz

Brustfilets waschen und in Würfel von ca. $\frac{3}{4}$ cm Kantenlänge schneiden. Pilze waschen, putzen und in etwa gleich große Stücke schneiden. Kartoffeln würfeln, die Babykarotten, falls sie größer sind, auf die gleiche Größe zurechtschneiden, ebenso Tomaten und Zwiebeln (man kann auch 15 bis 20 kleine Zwiebeln statt dessen verwenden und diese dann ganz lassen).

In Distelöl die Brustfilets kräftig anbraten, bis sie anfangen, braun zu werden, herausnehmen und beiseite stellen. Jetzt die Kartoffeln im selben Öl goldbraun braten, bis sie fast gar sind. Ebenfalls herausnehmen und beiseite stellen. Auf gleiche Art mit allen anderen Zutaten verfahren, d.h. alle Zutaten außer den Gewürzen einzeln braten, so daß sie fast fertig sind, aber noch »Biß« haben, auch die Zwiebeln. Bei den Tomaten sollte man darauf achten, daß sie nur ganz wenig angebraten werden, sonst sondern sie zu viel Flüssigkeit ab. Anschließend alle Zutaten außer den Tomaten zusammen in einer großen Pfanne mischen, die Gewürze außer dem Knoblauch dazugeben und abschmecken, nochmals kurz aufbraten. Jetzt zum Schluß den kleingeschnittenen Knoblauch und die Tomaten mit einmischen und eventuell mit etwas gehackter Petersilie bestreuen.

Rezepte aus China

Die chinesische Küche eignet sich für eine cholesterinarme Ernährung besser als jede andere, vorausgesetzt,
man kocht mit Distel- oder Sonnenblumenöl und ver-
zichtet auf Ente oder Hummerkrabben. Eigentlich müßte
man Ente zwar verwenden können, wenn man die Haut
entfernt, aber dann bleibt ja eigentlich nichts mehr übrig,
deshalb ist es sicher weniger frustrierend, Ente ganz aus
dem Speisezettel zu verbannen.

Frühlingsrollen

1 Päckchen Teigblätter   *1 TL Hoisinsauce*
(siehe unten)   *1 Eiweiß*
100 g Tatar   *250 g Sojasprossen*
etwas Wasser   *100 g geschnittener Kohl*
200 g Champignons   *100 g geraspelte Karotten*
1 EL Sojasauce   *2 Frühlingszwiebeln*
½ EL Austernsauce

Teigblätter — gibt es fertig in Chinaläden oder in thailän-
dischen Geschäften; für Diätzwecke am besten geeignet
sind die Teigblätter aus sogenanntem Reispapier, denn
dabei kann man sicher sein, daß sie keinerlei Fett oder
Eigelb enthalten. Bei diesen muß man allerdings sehr
aufpassen, wenn man sie voneinander löst, weil sie
leicht reißen; und der Fritiervorgang muß genau überwacht werden, damit die Umhüllung der Frühlingsrollen
nicht hart wird.
Das Tatar in Wasser kochen, bis alle Flüssigkeit verdunstet ist, dann im eigenen Fett weiterbraten, bis das
Fleisch ganz gebräunt ist. Die Champignons — aus der

Dose, frisch oder gefroren — in dünne Scheiben schneiden und mitbraten. Jetzt die Saucen dazugeben und aufkochen. Alle Gemüse sehr fein schneiden, mit dem Fleisch vermischen, salzen und mit Knoblauch abschmecken, nicht mehr kochen. Die Mischung in Teigblätter einschlagen, die Ränder mit Eiweiß zusammenkleben, und in Sonnenblumenöl fritieren — bei mittlerer Öltemperatur.

Sam-Sien-Suppe

1—1½ l Brühe (selbst gekocht, Seite 37)	*250 g Hähnchenbrust*
	1 Tasse Mu-Err-Pilze
evtl. etwas Wasser	*1 Tasse Bambussprossen*
½ cm frische Ingwerwurzel	*1 Tasse Zuckererbsen*
	¼ TL Salz
2 Scheiben magerer gekochter Schinken	*1 Msp Sambal Oelek*
	1 Knoblauchzehe

Bringen Sie die Brühe und das Wasser zum Kochen. Inzwischen schneiden Sie alle Zutaten — auch die Zuckererbsen und die eingeweichten und geputzten Pilze — in dünne Streifchen. Wenn die Brühe kocht, geben Sie den Ingwer hinzu, 2 Minuten kochen, jetzt das Hähnchenfleisch, 5 Minuten zugedeckt kochen. Als nächstes kommen Pilze und Bambussprossen hinein, zum Kochen bringen, von oben Schaum abschöpfen, damit die Brühe klar bleibt. Zum Schluß die Erbsen, Salz und Knoblauch zugeben, ganz kurz mitkochen, Schinken und Sambal Oelek kommen erst direkt vor dem Anrichten in die Brühe. Für diejenigen, die keine Diät halten müssen, kann man die fertige Suppe noch mit einigen gekochten Shrimps veredeln.

Gebratene Nudeln mit Hähnchen
und Sojasprossen

Am besten schmecken gebratene Nudeln von »Mie-Nudeln«, aber die enthalten ziemlich viel Ei, so daß es besser ist, Sojaspaghetti oder italienische Hartweizenspaghetti zu verwenden.

400 g Spaghetti	*250 g Sojasprossen*
1 Hähnchenbrustfilet	*3 Frühlingszwiebeln*
1 EL Ketchup Benteng	*2 Knoblauchzehen*
oder dunkle Sojasauce	*1 Zwiebel*
½ TL Zucker	*2 EL helle Sojasauce*
Pfeffer	*2—3 Streifen marinierter*
Salz	*Ingwer*
1 TL Stärkemehl	*Glutamat*
5 EL Distelöl	*einige Tropfen Sesamöl*

Wasser mit Salz und einigen Tropfen Öl zum Kochen bringen, darin die Nudeln »al dente« kochen und abschütten. Das Hähnchenbrustfilet in sehr feine Streichholzstreifchen schneiden und mit Ketchup Benteng, Zucker, Pfeffer, Salz und Stärke marinieren — gut verkneten.

Das Öl in einer großen Pfanne erhitzen, zuerst das Fleisch dann die Zwiebelringe goldbraun anbraten. Jetzt die in feine Ringe geschnittenen Frühlingszwiebeln, den Ingwer und die Sojasprossen hineinrühren. Falls nicht mehr genügend Öl auf dem Pfannenboden steht, jetzt etwas Öl nachgießen und, sobald es wieder heiß ist, von der Mitte her die abgetropften Nudeln einrühren. Gut aufpassen, daß sie nicht ansetzen. Zum Schluß den gehackten Knoblauch hineingeben und mit den Gewürzen abschmecken.

Gebratener Reis mit Hähnchen

1¹/₂ Tassen Basmati-Reis
Salz
3 Tassen Wasser

1 Hähnchenbrustfilet
2 Frühlingszwiebeln
2 Eiweiß

4 EL Distelöl
1 EL helle Sojasauce
1 EL dunkle Sojasauce
¹/₂ TL Glutamat
Salz
1 Knoblauchzehe

Am Vortag den Reis gut waschen, kurz einweichen, dann in Salzwasser zum Kochen bringen und in ca. 20 Minuten gar ziehen lassen.

Am nächsten Tag die Filets in kleine Würfelchen, die Frühlingszwiebeln in dünne Ringe schneiden, das Eiweiß etwas schlagen und die Knoblauchzehe fein hacken. In dem Öl braten Sie zuerst die Hähnchenwürfel knusprig braun, geben dann die Zwiebeln und Eiweiß dazu, lassen das Eiweiß unter ständigem Rühren stocken, fügen den trockenen Reis hinzu und drücken ihn gleichmäßig auseinander, damit die Körner nicht verkleben. Pfannenrühren, bis der ganze Reis etwas angebraten ist, Sojasaucen und Gewürze darunterrühren und abschmecken.

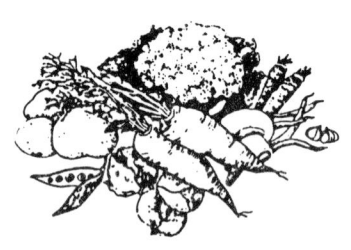

Zu den nun folgenden Rezepten paßt am besten körnig gekochter Reis.

Hähnchen mit Pilzen, Gemüse und Mandeln

1 Tasse Hähnchenbrust-filet	1 getrocknete »Krause Glucke« (Pilz)
4 EL Distelöl	1/2 Tasse Bambussprossen
1/4 TL Salz	1/2 TL Salz
1/2 TL helle Sojasauce	1 Knoblauchzehe
1 Prise Zucker	1/2 EL marinierter Ingwer
1/2 Tasse TK-Erbsen	2 EL Wasser oder Brühe
1/2 Tasse Bleichsellerie	2 TL Stärke (mit Wasser
1/2 Tasse Champignons	angerührt)
5 chinesische Pilze	1/2 Tasse halbe Mandeln,
(Mu-Err)	geröstet

Das Fleisch in kleine Würfelchen schneiden, mit 1 EL Öl, Salz, Sojasauce und Zucker marinieren.

Alle Gemüse in dünne Scheiben schneiden. Die Trockenpilze zuerst einweichen, dann putzen.

In einer Pfanne 2 EL Öl erhitzen, zuerst den Sellerie bei starker Hitze anbraten. Dann die anderen Gemüse und das Salz dazugeben, 2 Minuten pfannenrühren und auf niedrigere Temperatur schalten.

In einer zweiten Pfanne 1 EL Öl erhitzen. Das Öl gut über die ganze Pfanne verteilen, mit Knoblauch und Ingwer ausreiben, dann Knoblauch und Ingwer vorläufig herausnehmen. Jetzt das Fleisch 5 Minuten pfannenrühren. Die Gemüse dazugeben, alles gut durchmischen. Die Stärke mit dem Wasser anrühren und 3—4 Minuten leicht kochen, jetzt noch den gehackten Knoblauch, Ingwer und die Mandeln einrühren. Abschmecken.

Hähnchen mit Gemüse

1 Hähnchenbrustfilet
1 EL Sojasauce
2 TL Sherry
Pfeffer
Salz
2 TL Kartoffelmehl
2 Zwiebeln
250 g Sojasprossen
1 Dose Champignons
5—6 Mu-Err-Pilze
1 Dose Bambusschößlinge

1 kleine Dose Wasser-
kastanien
2—3 Karotten
1 Stange Lauch
$\frac{1}{2}$ Chinakohl
2 EL Distelöl
marinierte Ingwerstreifen
2 Knoblauchzehen
Sojasauce
Sambal Oelek
Knoblauchpulver
Monosodiumglutamat

Die Hähnchenbrust in Streichholzstreifen schneiden und
mit Sojasauce, Sherry, Pfeffer, Salz und Kartoffelmehl
marinieren. Zwiebeln in Ringe, Gemüse in dünne Streifen oder Scheiben schneiden. Erst Fleisch, dann Zwiebeln im Distelöl unter Rühren braten, nach und nach
Gemüse einrühren und mitbraten. Den Ingwer (gibt es in
Chinaläden im Glas) hinzugeben. Kurz vor dem Servieren den Knoblauch in Scheiben schneiden, einrühren,
alles kurz ziehen lassen und mit Sojasauce, Sambal, Salz,
Knoblauchpulver und Glutamat abschmecken.

Hähnchen süß-sauer

2 Hähnchenbrustfilets
5 EL Mehl
2 EL Stärkemehl
½ TL Backpulver
¼ TL Salz
¾ Tasse Wasser
Sonnenblumenöl
¾ Tasse Tomatenketchup
¼ Tasse milder Weinessig

3 EL Zucker
1 kleine Dose Ananas-
stücke
½ Tasse weiße Zwiebel-
würfel
½ Tasse grüner Paprika
1 EL Maisstärke, mit
Wasser angerührt

Schneiden Sie die Filets in Stücke von etwa 2 cm Kantenlänge. Geben Sie Mehl, Stärke, Backpulver und Salz in
eine Schüssel, vermischen Sie alles gut und rühren Sie
dann das Wasser mit einem Handmixer ein, bis ein glat-
ter, recht flüssiger Teig entstanden ist.
Inzwischen heizen Sie die Friteuse (mit Sonnenblumenöl) auf die höchste Stufe vor, tauchen die Filetstücke einzeln in den Ausbackteig, lassen den Teig kurz abtropfen
und fritieren sie dann. Geben Sie nicht zu viele auf einmal in die Friteuse, sonst kleben sie aneinander. Die fertigen Stücke auf einer Lage Haushaltspapier abtropfen
lassen.
Nun zur Sauce:
Mischen Sie Ketchup, Essig, Zucker und den Saft aus der
Ananasdose. Geben Sie die Mischung in eine tiefe Pfanne und bringen Sie sie zum Aufkochen. Jetzt fügen Sie
die gehackte Zwiebel und den in Würfel geschnittenen
Paprika hinzu, lassen nochmals aufkochen, fügen die mit
Wasser angerührte Stärke hinzu, rühren um und geben
die Ananasstücke in die Sauce. Wenn diese wieder kocht,
kommt noch das fertige Fleisch dazu, gut umrühren —
fertig.
Falls Sie eine etwas stärkere Würze wünschen, können

Sie noch mit etwas Glutamat, Sambal Oelek und Knoblauch abschmecken.

Hier folgt noch eine zweite Variante der mit Recht so beliebten süßsauren Gerichte:

Süß-saurer Pekingtopf

*400 g mageres
Hähnchenfilet
350 g Tofu
4 EL trockener Sherry
4 EL Sojasauce
1 gr. Knoblauchzehe
½ frische Ingwerwurzel
(ca. 40 g)
Salz
schwarzer Pfeffer, frisch
gemahlen
2 Bund Frühlingszwiebeln*

*1 rote und 1 gelbe
Paprikaschote
250 g frische
Sojabohnenkeime
2 EL Distelöl
½ Tasse Gemüsebrühe,
selbstgemacht
2 TL Speisestärke
1 EL Honig
Weinessig nach
Geschmack
2 TL Becel zum Braten*

Das Fleisch in dünne Scheiben oder in 3 cm lange Streifen schneiden. Tofu desgleichen. Sherry und Sojasauce verrühren, den geschälten Knoblauch dazupressen, Ingwer schälen und dazureiben, alles mit Salz und Pfeffer verrühren und über Fleisch und Tofu gießen. Gut vermischen und mindestens 30 Minuten durchziehen lassen.

Inzwischen die Frühlingszwiebeln putzen und zuerst längs halbieren, dann in 3—4 cm lange Streifen schneiden. Die Sojakeime abspülen. Das Öl im Schnellkochtopf erhitzen. Das Fleisch dazugeben und rundherum unter Rühren braten. Das Gemüse daraufgeben, mit Brühe aufgießen und den Topf schließen. Den Pekingtopf auf der Schonstufe 4—5 Minuten garen. Währenddessen Becel in einer beschichteten Pfanne erhitzen und darin den Tofu von allen Seiten schön anbräunen. Dann den Schnellkochtopf öffnen. Das Gericht mit der in wenig Wasser angerührten Speisestärke binden. Mit Honig und Essig süß-sauer abschmecken. Bei Bedarf mit Salz, Pfeffer und Sojasauce nachwürzen.

Rindfleisch mit Zuckererbsen und Wasserkastanien

1 Filetsteak	*1 kleine Dose Wasser-*
1 EL Sojasauce	*kastanien*
1 EL trockener Sherry	*1 Frühlingszwiebel*
½ TL Zucker	*1 helle Sojasauce*
Pfeffer	*Salz*
Salz	*Glutamat*
1 TL Maisstärke	*1 Chilischote*
250 g Zuckererbsen	*1 Knoblauchzehe*
	5 EL Distelöl

Das Filetsteak sorgfältig von Fett und Sehnen befreien, in streichholzdünne Streifen schneiden. Sojasauce, Sherry, Pfeffer, Salz, Zucker und Stärke vermischen und in das Fleisch kneten. Für 30 Minuten kalt stellen. Die Erbsen von den Fäden befreien und waschen, die Wasserkastanien in hauchdünne Scheiben schneiden. Das Öl erhitzen, darin das Fleisch gründlich pfannenrühren, bis es schön goldbraun ist, dann die Wasserkastanien und nach 3 Minuten die Erbsen dazugeben und nochmals in der Pfanne rühren, bis das Gemüse angebraten, aber nicht zu weich ist. Die Gewürze einrühren. Den Knoblauch fein hacken und untermischen. Ganz kurz ziehen lassen.

Rindfleisch mit Pilzen, Gemüse und Knoblauch

1 Filetsteak	3 Tassen Gemüse (in
1 EL Sojasauce	beliebiger Zusammen-
1 EL trockener Sherry	setzung)
½ TL Zucker	1 EL helle Sojasauce
Pfeffer	Salz
Salz	Glutamat
1 TL Maisstärke	1 Chilischote
1 Dose Champignons	4 Knoblauchzehen
	5 EL Distelöl

Das Filetsteak sorgfältig von Fett und Sehnen befreien, in streichholzdünne Streifchen schneiden. Sojasauce, Sherry, Pfeffer, Salz, Zucker und Stärke vermischen und in das Fleisch kneten. 30 Minuten kalt stellen. Die Gemüse und die Pilze in hauchdünne Scheiben à la Julienne schneiden. Das Öl erhitzen, darin das Fleisch gründlich pfannenrühren, bis es schön goldbraun ist, dann die Pilze und die Gemüse dazugeben und nochmals rühren, bis das Gemüse angebraten, aber nicht zu weich ist. Die Gewürze einrühren. Den Knoblauch in dünne Scheibchen schneiden und untermischen. Ganz kurz ziehen lassen.

Chop Suey

150 g mageres Fleisch
50 ccm Sake oder
Pflaumenwein
2 EL dunkle Sojasauce
1 Prise Ingwerpulver
Pfeffer
Salz
1 EL Stärkemehl
6 EL Distelöl
2 Zwiebeln
1 kleine Dose Bambus-
sprossen

200 g Sojasprossen
1 kleine Dose
Champignonscheiben
10—12 Mu-Err-Pilze
1 Handvoll geschälte
Mandeln
50 g Glasnudeln.
2—3 EL Ketchup Benteng
1 Prise Zucker
1 TL Glutamat
2 TL Stärkemehl

Das Fleisch in Streichholzstreifen schneiden, mit Sake,
Sojasauce, Ingwer, Pfeffer, Salz und Stärke verkneten
und für ca. 30 Minuten kalt stellen.
Bambussprossen in dünne Stifte, Zwiebeln in hauchdünne Ringe schneiden.
Sojassprossen und Champignons waschen und gut abtropfen lassen. Mu-Err-Pilze und Glasnudeln getrennt für
ca. 10 Minuten in heißem Wasser einweichen, danach
Mu-Err-Pilze putzen und in Streifchen schneiden.
Das Fleisch im heißen Öl anbraten und herausnehmen.
Im selben Fett Mandeln anbräunen, herausnehmen und
unter das Fleisch mischen. Jetzt der Reihe nach die Gemüse in die Pfanne geben und jeweils eine Minute pfannenrühren: zuerst die Zwiebeln, dann die Champignons,
Chinapilze, Bambussprossen und als letztes die Sojasprossen. Alle Gemüse etwas an den Rand schieben, die
Glasnudeln in die Pfannenmitte geben, Gewürze dazu,
das Fleisch wieder untermischen, alles gut durchrühren,
mit dem in Wasser angerührten Stärkemehl binden und
abschmecken.

Lachs-Heilbutt-Ragout mit
Chinakohl und Reis

10 g frische Ingwerwurzel
1 EL Essig
2 TL Zucker
40 g Reis
Salz
60 g frisches Lachsfilet

60 g frischer Heilbutt
2 EL Sojasauce
200 g Chinakohl
schwarzer Pfeffer, frisch
gemahlen

Ingwer schälen und in feine Streifen schneiden. Essig und Zucker in einem kleinen Topf aufkochen, darin den Ingwer gut zugedeckt 10 Minuten dünsten. Im Sud abkühlen lassen. Den Reis in kochendem Salzwasser bißfest garen. Inzwischen Lachs- und Heilbuttfilets in mundgerechte Würfel schneiden. Mit etwas Sojasauce beträufeln. Den Chinakohl putzen, waschen und in 2 cm breite Streifen schneiden. Mit etwas Salz und Pfeffer und der restlichen Sojasauce vermischen, in einen Dämpfeinsatz geben. Die Fischstücke darauf legen und über Wasserdampf im geschlossenen Topf 10 Minuten dämpfen. Kohl, Fisch, Reis und Ingwer zusammen anrichten.

Rezepte aus Indien

Die indische Küche eignet sich auch recht gut für eine cholesterinarme oder cholesterinfreie Diät, da Fleisch bei indischen Rezepten, genau wie bei chinesischen, meist eine eher untergeordnete Rolle spielt — viele Inder sind ja bekanntlich Vegetarier, Hindus essen kein Rindfleisch, Mohammedaner essen kein Schweinefleisch und die meisten anderen graulen sich vor großen Fleischstükken. Demgemäß wurde dort eine Art zu kochen entwikkelt — eigentlich eine ganze Menge Arten zu kochen —, welche derartige Bedürfnisse berücksichtigt und trotzdem eine ausgewogene Ernährung gewährleistet. Allerdings muß man darauf achten, kein »Ghee« zu verwenden, d. h. Butterschmalz, welches in der traditionellen indischen Küche sehr wichtig ist.

Chicken-Pulao

2 Hähnchenbrustfilets
1 Dose ganze
Champignons
1½ Tassen Reis
2 Zwiebeln
1 Lorbeerblatt
3 Nelken

3 EL Distelöl
½ TL Madras-Curry
1 Prise Rosenpaprika
1—2 Chillies
4 Knoblauchzehen
schwarzer Pfeffer
Salz

Den Reis gut waschen und abtropfen lassen. Die Brustfilets in große Würfel schneiden und die Zwiebeln grob hacken. In dem heißen Öl zuerst die Zwiebeln, dann das Fleisch, und schließlich die Champignons rundum anbräunen. Als nächstes den Reis gut unterrühren. Glasig braten. Jetzt mit Wasser aufgießen, so daß alles bedeckt ist, alle Gewürze bis auf drei Knoblauchzehen dazugeben (Chili gut zerreiben und den Knoblauch zerdrükken). Knapp 30 Minuten kochen, bis das Fleisch schön zart ist, dabei immer wieder umrühren und, falls erforderlich, Wasser nachgießen. Zum Schluß noch den restlichen Knoblauch hacken und einrühren, Lorbeer und Nelken herausfischen und das Gericht abschmecken.

Putenragout mit Bananen

Für 1 Person:

125 g Putenschnitzel	*5 EL trockener Sherry*
½ TL Cayennepfeffer	*1 TL Mango-Chutney*
½ TL Mehl	*½ TL Currypulver*
1 EL Distelöl	*½ mittelgroße Banane*
50 g Zwiebeln	*1 TL Zitronensaft*
5 EL Wasser	*Salz*

Das Putenschnitzel waschen, trockentupfen, mit Cayennepfeffer und Mehl bestäuben, danach in mundgerechte Stücke schneiden. In einer beschichteten Pfanne in heißem Öl von allen Seiten goldbraun braten. Danach herausnehmen und warm stellen. In der gleichen Pfanne die gehackten Zwiebeln anbraten. Den Bratensatz mit Hilfe von Wasser und Sherry vom Pfannenboden ablösen. Mango-Chutney und Currypulver einrühren. Die Banane in Scheiben schneiden, mit Zitronensaft beträufeln und dazugeben. Das Fleisch leicht salzen und in der Sauce kurz erwärmen.
Dazu paßt Reis oder Kartoffelpüree.

Mogulhähnchen
Mariniertes Hähnchen

1 mittelgroßes Hähnchen	1/2 kg Tomaten
1 Tasse Magerjoghurt	1 kleine Zwiebel
8 grüne Kardamomkapseln	1 Peperoni
15 zerdrückte Knoblauch-	1 TL gehackte Koriander-
zehen	blätter
1 TL gemahlener Ingwer	1/2 TL Chilipulver oder
1 kleines Stück Macis	Paprika
1/8 TL Muskatpulver	Salz
Salz	2 Nelken
1 TL scharfer Paprika	1 Stück Zimt (6 mm)
	56 g gehackte Mandeln
Tomatensauce:	2 Knoblauchzehen
1 EL Distelöl	

Hähnchen in Stücke schneiden. Alle Zutaten zu einer Paste mischen und damit die Hähnchenstücke 2 Stunden marinieren. Auf Spieße stecken und bei mäßiger Hitze braten, bis sie trocken und zart sind.

Für die Sauce Tomaten, Knoblauch, Korianderblätter und Zwiebel hacken, und dann auf kleiner Flamme mit Nelken, Zimt und Chilipulver köcheln, bis die Tomaten weich sind. Durch ein Sieb passieren. Öl erhitzen, alle Zutaten hineinrühren und einige Minuten kochen. Zu den Hähnchenspießen servieren.

Einige der indischen Rezepte — alle die im Namen das Wort »Tandoori« (deutsch: Tanduri) oder »Tikka« enthalten, ebenso wie das Fladenbrot »Nan« im cholesterinfreien Buchteil — sollten eigentlich im Tonofen gebacken werden. Aber auch im Backofen gelingen sie recht gut, und auf jeden Fall sind sie dort einfacher zuzubereiten.

Tandoori-Hähnchen

1 mittelgroßes Hähnchen	*3 Stück Stangenzimt*
12—15 Knoblauchzehen	*(je 2—3 cm)*
4 große Ingwerstücke	*1 Stück Macisblüte*
1 Tasse Joghurt	*$\frac{1}{2}$ TL Safran*
1 TL Chilipulver	*Salz*
6 grüne Kardamomkapseln	*60—70 g Distelöl*

Kardamom, Zimt, Macis, Knoblauch usw. fein mahlen. Ingwer extra mit 3 TL Wasser mahlen und absieben. Gemahlene Gewürze und Ingwerwasser mit Joghurt mischen. Hähnchen waschen und enthäuten, mit der Gabel einstechen und für 2 Stunden im Joghurt marinieren. Am Spieß oder im Backofen langsam grillen oder braten. Gegen Ende des Garvorgangs mehrmals mit Öl bestreichen, bis es braun ist. Mit Zitronensaft beträufeln.

Hähnchentikka

1 mittelgroßes Hähnchen   3 Stück Zimt (je 2,5 cm)
12—15 Knoblauchzehen   1 Stück Macis
4 große Ingwerstücke   1/2 TL Safran
1 Tasse Joghurt   Salz
1 TL Chilipulver   Distelöl
6 grüne Kardamomkapseln

Kardamom, Zimt, Macis, Knoblauch usw. fein mahlen. Ingwer extra mit 3 TL Wasser mahlen und absieben. Gemahlene Gewürze und Ingwerwasser mit Joghurt mischen. Hähnchen waschen und enthäuten, in kleine Stücke schneiden, mindestens 2 Stunden in der Joghurtmischung marinieren, auf Spieße stecken und grillen oder im Backofen braten. Gegen Ende des Garvorgangs mehrmals mit Öl oder Butter bestreichen, bis es braun ist. Mit Zitronenscheiben servieren.

Alle Tandoori- und Tikkagerichte lassen sich vereinfachen, indem man eine fertige Gewürzmischung verwendet, statt die Gewürze selbst vorzubereiten. Die Mischung gibt es in allen guten Gewürzläden und auch in vielen Geschäften, die fernöstliche Lebensmittel verkaufen. Man rührt sie in das Joghurt ein und mariniert dann damit.

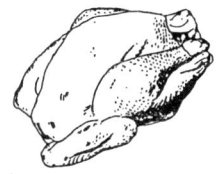

Tandoori-Fisch

ca. 1 kg Fisch
5 Knoblauchzehen
15 g Ingwer
¼ gestrichener TL ge-
mahlener Zimt
3 gemahlene Nelken
1 kleines Stück Macisblüte

3 EL Joghurt
2 TL Mangopulver
3 TL scharfer Paprika
½ TL Lebensmittelfarbe
orange (oder Safran)
Salz

Fisch reinigen und waschen. Ganz lassen; mit Küchenkrepp trocknen. Gewürze fein mahlen, alle Zutaten untereinander mischen, den Fisch damit einreiben und ca.
15 Minuten marinieren. Im ganzen auf einen Spieß stek-
ken und am Drehspieß oder im Backofen weich grillen
oder braten. Mehrmals mit Öl bestreichen, bis er braun
ist. Mit Zitronensaft beträufeln.

Fischtikka

1 kg Fisch
Zitronensaft
2 EL Tandoori-Masala
2 Becher Magermilch-
joghurt

½ EL Knoblauchpaste
Distelöl
1 EL Zitronensaft
1 Prise Ingwerpulver

Den Fisch (Heilbutt, Kabeljau oder auch Goldbarsch) in
Würfel schneiden, Gräten sorgfältig entfernen und mit
Zitronensaft beträufeln. Das Joghurt mit allen übrigen
Zutaten zu einer Paste verrühren, den Fisch darin einle-
gen und für mindestens 2 Stunden marinieren. Die Stük-
ke einzeln auf ein Blech legen und im Backofen backen

oder grillen (ideal ist Heißluft mit zugeschaltetem Grill). Wenn die obere Seite rot und trocken ist, die Stücke umdrehen und weitergrillen, bis die Marinade nicht mehr flüssig ist.

Fischpakoras
Marinierter gebackener Fisch

250 g Fisch (ohne Gräten
und Haut)
2 Knoblauchzehen, mit
1 TL Salz zerdrückt
½ TL gehackter Ingwer

¼ Tasse Essig
½ TL scharfer Paprika
½ TL Thymolsamen (oder
Thymian)

Fisch waschen, trocknen und in kleine Würfel schneiden. Aus den restlichen Zutaten eine Paste rühren, die Fischstücke damit einreiben und 15 Minuten stehenlassen, bis der Ausbackteig fertig ist.

Ausbackteig:
2 Tassen Kichererbsen-
mehl
½ TL Backpulver
¼ TL Chilipulver

Salz
Sonnenblumenöl zum
Fritieren
Wasser

Mehl mit etwas Wasser schlagen, bis die Mischung homogen ist; der Teig muß dick sein. Salz, Chili und Backpulver hineinmischen. Fischstücke eintunken und fritieren.

Lammfleisch ist eigentlich nicht so gut für diese Diät geeignet, da es einen etwas höheren Gehalt an Cholesterin hat als manche anderen Fleischarten. Trotzdem, wenn man darauf achtet, alles Fett sorgfältig zu entfernen, bildet es gelegentlich eine interessante Abwechslung im Speisenplan.

Tandoori-Lamm

Für 6 Personen:

1 kg zartes Lammfleisch,
ohne Fett und Sehnen
2 Becher Magerjoghurt

3 EL Tandoori-Gewürz
2—3 Knoblauchzehen
½ cm Ingwer
Distelöl

Das Fleisch mit äußerster Sorgfalt von Fett befreien, in Würfel von ca. 3 cm Kantenlänge schneiden. Knoblauch und Ingwer sehr fein hacken, mit der Gewürzmischung und dem Joghurt zu einer homogenen Paste verrühren und darin das Lammfleisch marinieren. Es ist besser, die Marinade fest in das Fleisch einzumassieren und dann Fleisch und restliche Marinade in einer geschlossenen Schüssel für einen Tag in den Kühlschrank zu stellen. Wenn dann die Marinade gut eingezogen ist, die Fleischstücke abwechselnd mit Zwiebelscheiben auf Spieße stecken und grillen. Währenddessen sehr häufig mit Öl bepinseln.

Sagwallah-Fleisch

Sag ist eigentlich Senfkraut und der Sagwallah ist der Händler, der es verkauft, aber dieses Gericht schmeckt auch mit tiefgefrorenem Spinat hervorragend!

4—5 EL Distelöl
4—5 Zwiebeln
150 g mageres Lamm-
fleisch
2 Hähnchenbrustfilets
6 große Knoblauchzehen
3 Tomaten
Salz
1/4 TL Rosenpaprika

Pfeffer
1 Prise Kümmel
1 Msp Koriander, ge-
mahlen
Wasser
900 g TK-Spinat
1 Prise Muskat
1 Msp Ingwer

Die Zwiebeln grob hacken. Das Lammfleisch in kleine,· die Filets in etwas größere Würfel schneiden. In einem Dampfkochtopf in dem heißen Öl zuerst die Zwiebeln goldbraun anbraten, dann die gehackten Knoblauchzehen und den Ingwer dazugeben, unter Rühren bei mittlerer Temperatur weiterbraten. Jetzt kommen die kleingeschnittenen Tomaten, Salz, Pfeffer, Rosenpaprika und Kümmel dazu, gut umrühren und kurz anschmoren, Koriander untermischen und unter Rühren so lange weiterschmoren, bis sich das Fett und die Gewürze voneinander trennen. Jetzt kommt das Fleisch in den Topf und wird — noch immer unter ständigem Rühren — goldbraun und knusprig angebraten; sowie sich das Fett wieder trennt, etwas Wasser zugießen und 15 Minuten dämpfen. Inzwischen den Spinat auftauen, zu dem fertigen Fleisch geben, umrühren und nochmals kurz aufkochen.

Dahiwalafleisch

Für 6 Personen:

750 g Lamm (gewürfelt)
5 Knoblauchzehen
2 TL gemahlener Ingwer
4 Nelken
6 grüne Kardamomkapseln
2 schwarze Kardamom-
kapseln
1 Lorbeerblatt
2 TL Distelöl

1 Tasse kleingehackte
Zwiebel
Salz
340 g (oder mehr) Joghurt
1 TL Chilipulver
200 g Tomaten
2 TL gemahlener weißer
Kümmel
2 Stück Zimt
frische Korianderblätter

Zwiebel mit Zimt, Nelken, schwarzem und grünem Kardamom sowie Lorbeerblatt goldbraun braten. Eine Tasse Wasser, gemahlenen Knoblauch und Ingwer dazugeben und gründlich rühren, bis das Wasser verdampft ist. Jetzt Fleisch, Salz, Chilipulver, Kümmel und Wasser dazugeben und halbgar kochen. Joghurt und geschälte, kleingehackte Tomaten zufügen und auf kleiner Flamme garen. Korianderblätter darüberstreuen.

Tip: Koriander können Sie übrigens sehr leicht im Blumentopf auf der Fensterbank ziehen, und zwar aus den Gewürzkörnern, die es in jedem Laden gibt. Einfach die Körner auf die Erde streuen und gut feucht halten (evtl. Klarsichtfolie über den Topf spannen) — und nach wenigen Tagen werden schon die ersten Keimblättchen sichtbar. Nach ca. 4 Wochen sieht die Pflanze der glattblättrigen Petersilie ähnlich und es kann schon geerntet werden.

Rezepte aus aller Welt

— aber keine Allerweltsrezepte, sondern Gerichte, die ich auf Reisen oder durch ausländische Freunde kennengelernt und für unsere Zwecke geändert habe.

Zunächst ein wenig Europa:

Szegediner Gulasch
aus Ungarn

1 Filetsteak vom Rind	Wasser
1 Filetsteak vom Schwein	Pfeffer
1¹⁄₂ kg Sauerkraut	Salz
1 Zwiebel	2 Knoblauchzehen
1 Chilischote	4 EL Distelöl
1 gehäufter TL Rosen-	1 Schuß Bier
paprika	

Das Distelöl in einem großen Topf erhitzen, darin die grobgeschnittene Zwiebel anbräunen, das in kleine Würfel geschnittene Fleisch dazugeben und anbraten. Rosenpaprika und die fein zerkleinerte Chilischote darüberstreuen, kurz mitbraten, das Sauerkraut einrühren und sofort mit Wasser ablöschen. Bei niedriger Temperatur köcheln lassen, bis das Fleisch schön zart ist, falls notwendig immer wieder etwas Wasser nachgießen, häufig umrühren. Wenn das Fleisch und das Sauerkraut gar sind — nach ca. 1¹⁄₂ Stunden — mit dem kleingeschnittenen Knoblauch, Pfeffer, Salz und einem Schuß Bier abschmekken.

95

Gefüllte Weinblätter
aus Griechenland

12 Weinblätter (Dose)
2 Tassen kalter gekochter
Reis
1 gegrillte Hähnchenbrust
Pfeffer
Salz
1 Zwiebel
2 Knoblauchzehen

Oregano
Cayennepfeffer
1 EL Petersilie
evtl. etwas Kümmel
1/8 l Brühe
1/4 l Tomatencoulis
(siehe Seite 51)

Die Weinblätter vorsichtig voneinander trennen, sorgfältig abspülen und gut abtropfen lassen.

Zwiebel, Knoblauch und Petersilie hacken, in wenig Öl etwas andünsten und kurz mit Oregano, Cayennepfeffer und — falls gewünscht — Kümmel braten. Jetzt die Gewürzmischung mit der kleingewürfelten Hähnchenbrust und dem Reis vermischen. Portionsweise auf die Mitte der Weinblätter setzen und diese um die Reismischung herum falten. (Falls sie nicht zu bleiben wollen, mit einem Zahnstocher befestigen, das ist zwar nicht fachmännisch, aber dafür hält es!) Alle Weinblätter dicht an dicht in eine flache Bratform setzen. Brühe und Coulis miteinander vermischen und über die Weinblätter gießen. Bei mittlerer Hitze überbacken, bis die Brühe anfängt einzudicken.

Bœuf Stroganoff
aus Rußland

50 g magerer roher Schinken
250 g mageres Rindfleisch
4 gehackte Zwiebeln
2 Knoblauchzehen, zerdrückt
2 TL Salz
Distelöl
$\frac{1}{4}$ TL Pfeffer
$\frac{1}{2}$ TL Majoran
1 Tasse trockener Weißwein
2 Becher Magerjoghurt
Petersilie

Von dem rohen Schinken und vom Fleisch (am besten Filet oder Roastbeef) jede Spur von Fett wegschneiden, den Schinken sehr klein, das Fleisch in Würfel von 1 cm Kantenlänge schneiden. In etwas Distelöl den Schinken anbräunen und herausnehmen. Im selben Fett das Fleisch kräftig anbraten. Dann Zwiebeln und Knoblauch dazugeben und unter Rühren im offenen Topf dünsten, bis die Zwiebeln weich sind. Schinken, Salz, Pfeffer, Majoran und Wein dazugeben. Zudecken und köcheln, bis das Fleisch zart ist (ca. 1$\frac{1}{2}$ Stunden). Falls notwendig, etwas Wasser nachgießen. Wenn das Fleisch zart ist, Joghurt einrühren und vorsichtig erwärmen — das Joghurt darf nicht mehr kochen. Zum Servieren mit etwas gehackter Petersilie bestreuen.

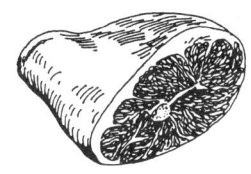

Jetzt geht es wieder nach Asien:

Bahmi Goreng
aus Indonesien

250 g Sojanudeln (oder Hartweizengrießnudeln ohne Ei)
1 Hühnerbrustfilet
1 Dose Champignons*
gut 100 g Sojasprossen*
1 EL Bambussprossen*
100 g Zuckererbsen*
1 Handvoll Krause Glucke (Pilze)
Sesamöl

6—7 Mu-Err-Pilze
2 Beutel Gemüsemischung für Bahmi Goreng
2 Knoblauchzehen
Monosodiumglutamat
Salz
1 getrocknete Chilischote
Pfeffer
Sojasauce
1 Spritzer Tabascosauce
Distelöl

Die Nudeln in Salzwasser kochen, in das Sie einen Schuß Sesamöl gegeben haben. Nudeln abschütten und abschrecken. Die getrockneten Pilze und die Gemüsemischung getrennt in warmem Wasser ca. 10 Minuten einweichen. Von dem Hühnerbrustfilet jede Spur von Fett und Sehnen entfernen, und das Fleisch in sehr kleine Würfel schneiden. Pilze abgießen und Strünke kappen. Distelöl in einer sehr großen Pfanne (möglichst größer als die Kochplatte), in der nichts anhängt, erhitzen. Zunächst die Hähnchenwürfel knusprig braun braten, dann die Gemüse und Pilze dazugeben und nochmals kurz braten, jetzt die eingeweichte Gemüsemischung einrühren und ca. 1 Minute aufkochen, die Nudeln dazugeben und 5—8 Minuten auf ganz kleiner Flamme köcheln. Mit den Gewürzen abschmecken.

---

* oder statt all dieser Zutaten einen Beutel ihrer längst vorbereiteten und eingefrorenen chinesischen Gemüsemischung (s. Seite 145).

Nasi Goreng
aus Indonesien

1 1/2 *Tassen Basmati-Reis*
Salz
Wasser
Gewürzmischung für Nasi
Goreng
Salz
Pfeffer

2 Frühlingszwiebeln
1 Hähnchenbrustfilet
1 Dose Champignons
Sambal Oelek
Ketchup Benteng
2 Knoblauchzehen
4 EL Distelöl

Den Reis am Vortag waschen, einige Minuten einweichen, abgießen und in 3 Tassen Salzwasser aufkochen, dann zugedeckt gar ziehen lassen. Bis zum nächsten Tag kalt stellen.

Die Gewürzmischung in 1 Tasse warmem Wasser einweichen. Frühlingszwiebeln und Knoblauch in dünne Scheiben schneiden. Hähnchenbrust würfeln.

Das Distelöl in einer Pfanne erhitzen, darin zuerst das Fleisch, dann die Champignons knusprig braun braten. Den Reis dazugeben und kurz mitbraten, dabei sorgfältig auseinanderdrücken, damit die Körner nicht verkleben. Jetzt die Zwiebeln hineinrühren, danach die Gewürzmischung. Unter Rühren braten, bis alles von den Gewürzen durchzogen ist. Jetzt mit den restlichen Gewürzen abschmecken. Mit frischem Salat servieren.

Chap Chye
Koreanisches Pfannengericht

250 g Rindsfilet
1 TL Zucker
1 EL Sojasauce
2 TL feingehackte
Frühlingszwiebeln
1 TL feingehackter Knob-
lauch
1 TL gemahlener Sesam-
samen
$\frac{1}{4}$ TL schwarzer Pfeffer
1 EL Sesamöl
60 g Glasnudeln

70 g Chinakohl
60 g Sojasprossen
125 g Karotten
125 g Bambussprossen
125 g Zwiebeln
2 kleine Gurken
200 g Spinat
Sojasauce
Zucker
Salz
Pfeffer
Monosodiumglutamat

Rindsfilet in sehr dünne Streifen schneiden. Mit Zucker, Sojasauce, Frühlingszwiebel, Knoblauch, Sesamsamen, Pfeffer und Sesamöl mischen und 30 Minuten marinieren. Glasnudeln 20 Minuten in heißem Wasser einweichen und abschütten. Chinakohl in dünne Streifen schneiden, Sojasprossen waschen, Karotten in Streichholzstreifen, Bambussprossen in dünne Scheiben, Zwiebeln in Ringe, Gurken in dünne Scheiben schneiden. Alle Zutaten separat pfannenrühren. Den Spinat danach in Streifen schneiden. Dann alles vermischen. Mit Sojasauce, Zucker, Salz, Pfeffer und Monosodiumglutamat abschmecken.

Koreanische Schälrippchen
mit Sesamsauce
Spareribs

Für 6—8 Personen:

1,5 kg Schälrippchen
1 EL Distelöl
2 EL Sojasauce
2 TL Sesamöl
3 kleingehackte Frühlingszwiebeln
2 Knoblauchzehen

1 TL gemahlener frischer
Ingwer
2 EL Zucker
2 EL Sake
1 EL geröstete, gemahlene
Sesamsamen
1 Tasse heißes Wasser
1 TL Maisstärke
1 EL kaltes Wasser
Frühlingszwiebeln

Schälrippchen zerteilen, Öl in die Pfanne geben und
Rippchen bei starker Hitze bräunen. Sojasauce, 2 TL Sesamöl, kleingehackte Frühlingszwiebeln, Knoblauchzehen, Ingwer, Zucker, Sake und Sesamsamen mit dem
heißen Wasser verrühren und dazugeben, aufkochen,
zudecken und 40—45 Minuten köcheln lassen. Maisstärke mit kaltem Wasser mischen und einrühren. Mit Frühlingszwiebeln dekorieren, die in Stücke geschnitten und
in Eiswasser eingelegt wurden.

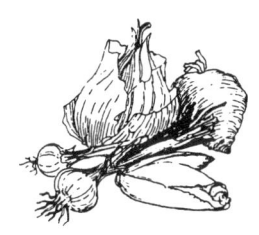

Reisgratin à la Butterfly

1½ Tassen Reis (am besten Basmati)
1½ TL Salz
1 gehackte Zwiebel
2 Tassen Bleichsellerie (gehackt)
3 Tassen Wasser

3 EL Distelöl
8 Becel-Würstchen
ca. 3 Tassen Tomaten-coulis (siehe Seite 51)
3—4 Tropfen Tabasco-sauce
2 EL fettarmer Reibekäse

Reis gut waschen, mit Salz, Zwiebel, Sellerie und 1½ Tassen Wasser vermischen und in einem Topf mit schwerem Boden zum Kochen bringen. Zugedeckt bei schwacher Hitze 30 Minuten kochen. 2 EL Öl dazugeben. Inzwischen 5 Würstchen in Stücke von ca. 1 cm Länge schneiden, die restlichen 3 Würstchen der Länge nach halbieren. In die gekochte Reismischung die kleingeschnittenen Würstchen, das restliche Wasser, die Tomatensauce und Tabasco einrühren. Bratform einölen, die Hälfte der Mischung hineingeben. Die Hälfte des Reibekäses über den Reis verteilen (wenn Sie keinen fettarmen Reibekäse bekommen, können Sie auch fettarmen Scheibenkäse ganz klein schnipseln), die restliche Reismischung daraufgeben und mit dem übrigen Käse bestreuen. Obenauf kommen die längs geschnittenen Würstchen und — gut verteilt — der letzte Eßlöffel Distelöl. Bei mittlerer Hitze im Backofen bräunen.

Gebratener Fisch mit Kiwi-Orangen-Sauce

Für die Sauce:
4 Kiwis à 75 g
4 kleine Orangen à 100 g

Für den Fisch:
4 Scheiben Goldbarsch-
filet (je 150 g)

Salz
Pfeffer
Magermilch (0,3 % Fett)
40 g Mehl
30 g Becel zum Braten
Minze

Zuerst die Kiwis und die Orangen schälen. Von den
Orangen auch die weiße Haut sorgfältig entfernen.
Dann beides würfeln, oder die Kiwis in Scheiben
schneiden, halbieren und beiseite stellen. Die Fischfilets
kurz mit kaltem Wasser überbrausen. Mit Küchenkrepp
gut trockentupfen und beidseitig würzen. Zuerst in der
Milch und dann im Mehl wenden. Die Hälfte des Be-
cel-Bratfetts in einer beschichteten Pfanne erhitzen.
Den Fisch darin auf beiden Seiten je 5 Minuten braten,
herausnehmen und warm stellen. Für die Kiwi-Orangen-Sauce das restliche Becel zum Bratfett geben und
schmelzen. Kiwi- und Orangenwürfelchen hinzufügen
und unter Rühren kurz erhitzen. Etwas feingehackte
Minze unterrühren, und die Sauce evtl. nachwürzen.
Den Fisch mit der Sauce anrichten.

Chili con Carne

500 g Kidneybohnen
100 g Tatar
250 g Tomaten
1 Bund Wurzelgemüse
2 Päckchen Chili-con-
Carne-Gewürz (oder
1 TL Chilipulver und
1 EL Paprika edelsüß)

1 Prise Hickorysalz
1 Prise grüner Pfeffer
3 Knoblauchzehen
Oregano
100 ml Rotwein
Salz
Distelöl

Die Bohnen mit dem Wurzelgemüse in ungesalzenem Wasser weich kochen. Tatar in Distelöl anbraten, mit den kleingeschnittenen Tomaten und dem Chiligewürz vermischen, kurz dünsten und alles zusammen in die Bohnen geben. Den Wein angießen, 15 Minuten köcheln lassen und mit den restlichen Gewürzen abschmecken. Dafür den Knoblauch klein schneiden und mit Salz zerdrücken.

Kohlgratin

150 g Tatar
2 Zwiebeln
ca. ¼ l Tomatencoulis
(siehe Seite 51)
Salz
1 Prise Zimt

Distelöl
1 Prise Nelkenpulver
1 Prise Muskat
1 Prise Glutamat
1 kleiner Weißkohl,
gehobelt

Zwiebeln und Tatar im Öl anbraten, überschüssiges Öl abgießen, das aufgetaute Tomatencoulis und die Gewürze dazugeben und gut durchmischen. 1 flache Auflaufform mit Öl einstreichen, die Hälfte des Kohls hineingeben und darauf die Hälfte der Sauce, wiederholen. Form zudecken und bei 170—180°C ca. 45 Minuten backen.

Sukkotasch
Succotash

Das ist ein Gericht der nordamerikanischen Indianer, das sehr schnell und einfach zuzubereiten ist und durch den hohen Maisanteil sehr günstige Auswirkungen auf den Cholesterinspiegel haben soll:

150 g Tatar	400—500 g Maiskörner
1 feingehackte Zwiebel	(Dose)
2 Dosen Lima- oder	Salz
Kidneybohnen	Pfeffer
Wasser	Thymian (reichlich)
Distelöl	Tabasco oder ¾ TL Sambal
	Oelek

In etwas Distelöl die Zwiebel und das Tatar schön anbräunen. Die Bohnen mit der Dosenflüssigkeit hineinmischen, etwas Wasser angießen, so daß weder Bohnen noch Fleisch trockenliegen. 15—20 Minuten kochen, dann den abgeschütteten Mais und alle Gewürze dazurühren und nochmals 15 Minuten köcheln lassen.

In den Südstaaten haben die Kreolen eine eigenständige Küche mit vielen französischen und spanischen Elementen entwickelt — leider auch mit viel Butter, Sahne, Shrimps und Hummer! Aber ein oder zwei Gerichte konnte man doch mit geringfügigen Änderungen unserer Diät anpassen:

Rote Bohnen à la créole

500 g rote Bohnen
2 gehackte Zwiebeln
1 Stange Bleichsellerie
1 feingehackte Knob-
lauchzehe
4 EL Petersilie, gehackt

200 g Tatar
150 g roher Schinken
Salz
Pfeffer
gekochter Reis

Bohnen am Vortag waschen und über Nacht in einem zugedeckten Topf mit den Zwiebeln einweichen. Am nächsten Tag das Einweichwasser abgießen. Zwiebeln und Bohnen in den Topf zurückschütten. Den Topf zu ¾ mit Wasser füllen. Sellerie, Knoblauch, Petersilie, Tatar und den sorgfältig von allem Fett befreiten und kleingewürfelten Schinken dazugeben und nach dem Aufkochen 2½ bis 3 Stunden auf kleiner Flamme köcheln lassen. Mit Salz und Pfeffer abschmecken. Zum Servieren über den körnig gekochten Reis gießen.

Hähnchen auf kreolische Art

1 große Poularde, ent-
häutet (oder 4—6
Hähnchenbrustfilets)
Salz
Pfeffer
4 Tassen Wasser
1 zerdrückte Chilischote
3—4 EL Distelöl

½ Tasse Mehl
2 Tassen feingehackte
Zwiebeln
1 TL gehackte Petersilie
2 zerdrückte Knoblauch-
zehen
½ TL Thymian

Poularde in Stücke schneiden. Fleischstücke mit Salz und
Pfeffer würzen. Das Öl in einer großen Pfanne erhitzen
und das Fleisch hineinlegen. Fest zudecken und ca. 30 Minuten braten. Die Hähnchenstücke herausnehmen und
zur Seite stellen. Das Mehl in das Bratfett geben und bei
schwacher Hitze rühren, bis das Mehl goldgelb ist, Zwiebeln dazugeben und braten, bis sie glasig sind. Nach
und nach das Wasser dazurühren und zum Kochen bringen. Die Hähnchenstücke mit allen Gewürzen wieder in
den Topf legen und bei schwacher Hitze köcheln, bis
das Hähnchen zart ist, was ca. 25 Minuten dauert.

Gumbo mit Lachs

In New Orleans gibt es einen Eintopf namens Gumbo.
Das ist ein Gericht aus der Zeit der ersten Siedler im Süden der Vereinigten Staaten, und es kommt so ziemlich
alles hinein, was man damals im kaum erschlossenen
Gebiet an der Küste eben finden konnte.
Wenn Gumbo perfekt sein soll, gehören Krabben, Kreb-
se und Hummer dazu, denn die gab es in den Mangro-
venwäldern reichlich; aber leider sind diese ja gerade

verboten bei unserer Diät. Trotzdem muß man nicht gänzlich auf das köstliche Gericht verzichten, denn man kann mit Lachs doch eine fast ebenso gute Suppe kochen.

1 kg Okra	1 Bund Frühlingszwiebeln,
5 EL Distelöl	gehackt
3 EL Mehl	1 Stange Bleichsellerie,
500—700 g Lachs	gehackt
1 Peperoni, gehackt	2 Knoblauchzehen, zer-
1 große Dose Tomaten	drückt
1 große Dose Tomaten-	1 Lorbeerblatt
püree	1 TL Thymian
1 l Wasser	Salz
1 weiße Zwiebel, gehackt	Pfeffer
	1 Spritzer Tabascosauce

Von den Okra die Enden und Spitzen abschneiden, gut waschen und auf Würmer kontrollieren. In kleine Stücke schneiden. In einer Pfanne die Okra mit 2 EL Öl 7 bis 8 Minuten sautieren. Den Lachs enthäuten und in große Würfel schneiden.

In einem großen schweren Topf das restliche Öl erhitzen und mit dem Mehl eine Mehlschwitze herstellen, mindestens 5 Minuten kochen, dabei ständig rühren. Lachs und alle Zutaten außer Okra und Wasser hineingeben und ca. 5 Minuten dünsten. Dann das Wasser hineinrühren, die Okra hinzufügen und bei schwacher bis mittlerer Hitze mindestens 1 Stunde kochen. Die Suppe muß zu einer sämigen Konsistenz einkochen. Zum Schluß nochmals mit Salz, Pfeffer und Tabasco abschmecken.

Cholesterinfreie Rezepte

Jetzt kommen wir zum völlig cholesterinfreien Teil der Rezepte. Auch da bietet sich eine reiche Palette an Möglichkeiten. Man kann z.B. bei fast allen Rezepten, bei denen man Fleisch in Stücken oder gemahlen benötigt, das Fleisch durch Pilze ersetzen, gelegentlich auch durch Getreide und Getreideprodukte. Einige Beispiele dafür habe ich hier mit aufgenommen, aber sicher fallen Ihnen noch viele andere Möglichkeiten ein.

Auch mit Tofu oder Fleischersatzprodukten aus Sojabohnen, wie man sie im Reformhaus findet, läßt sich sicher so manches machen, aber das habe ich leider noch nicht selbst ausprobiert und kann deshalb auch hier keine entsprechenden Rezepte angeben.

Im übrigen ist der Aufbau in diesem Teil des Kochbuches genau wie im vorangegangenen. Zu Beginn also:

109

Rezepte aus Deutschland

Bohnensalat

500 g Brechbohnen   *Salz*
1 große Zwiebel   *Essig*
Pfeffer   *Distelöl*

Die Bohnen abziehen und in Salzwasser gar kochen (ca. 15 Minuten). Währenddessen die Zwiebel sehr fein schneiden, mit den anderen Zutaten gut vermischen und — während die Bohnen garen — etwas ziehen lassen. Die Bohnen abschütten, in eine Schüssel geben und die Marinade sofort gut verteilt über die noch sehr heißen Bohnen gießen. Abkühlen lassen.

Spargelsalat

500—750 g Spargel   *1 Schuß Essig*
2 TL Salz   *Pfeffer (weiß)*
1 TL Zucker   *Salz*
Petersilie   *1 Schuß Distelöl*

Reichlich Wasser mit Salz und Zucker aufsetzen. Wenn das Wasser sprudelnd kocht, die geschälten Spargelstangen hineingeben und 20—25 Minuten köcheln lassen. Sobald die Stangen weich sind, herausheben, abtropfen lassen und auf eine Platte dekorieren. Mit der kleingehackten Petersilie bestreuen und eine Mischung aus Essig, Pfeffer, Salz und Öl gleichmäßig darüber verteilen. Abgekühlt servieren.

Maissalat

1 große Dose Maiskörner   *Pfeffer*
1 EL milder Magerjoghurt   *Salz*
1 EL Zitronensaft   *1 TL Distelöl*

Die abgetropften Maiskörner mit den restlichen Zutaten gut vermischen und ca. 30 Minuten ziehen lassen.

Zucchini-Spinat-Salat
mit Knoblauchcroûtons
(Foto Seite 96)

4 kleine Zucchini   *Salz*
500 g Blattspinat   *Pfeffer aus der Mühle*
1 Bund Radieschen   *4 kleine Scheiben Voll-*
4 TL Distelöl   *kornbrot*
Rotweinessig   *2 Knoblauchzehen*
Senfpulver

Das Gemüse putzen und waschen. Die Zucchini und die Radieschen in Scheiben schneiden. Das Öl mit etwas Essig, 2—3 Msp Senfpulver, wenig Salz und Pfeffer verrühren. Das Gemüse darin anmachen und ziehen lassen.
Inzwischen die Knoblauchzehen halbieren und die Brote kräftig damit bestreichen. Anschließend die Brote in kleine Würfel schneiden und in einer beschichteten Pfanne ohne Fett goldbraun rösten.
Die Croûtons über den Zucchini-Spinat-Salat streuen.

Gemischter Salat

Hier kann man alles hineintun, was man will, z. B.:

*Tomaten, Gurken,
Radieschen, Rettich, Mais,
Kidneybohnen, Karotten,
Paprika, Zwiebeln,
Frühlingszwiebeln, Lauch,
Weißkohl, Rotkohl, Kopf-
salat, Frisée, Radicchio,*

*Chinakohl, zarten Spinat,
Blumenkohlröschen,
Bleichsellerie, Kohlrabi,
Sauerampfer, Sprossen
und Keime aller Art und
und und …*

Nach Belieben alle diese Zutaten mischen oder nur einen Teil davon, je nach Lust und Laune. Wichtig ist nur
folgendes: Die Salatsauce aus

*1 Schuß Öl
Saft von 1 Zitrone*

*Pfeffer, frisch gemahlen
Salz*

wird zuerst gemischt, dann über alle Salatzutaten gegeben, die nicht aus zarten, empfindlichen Blättern bestehen. Diese kann man schon vorab durchmischen und etwas ziehen lassen. Die Blattsalate kommen erst hinzu,
kurz bevor man den Salat auf den Tisch bringt. Dann
noch einmal durchmischen — fertig.

Bohneneintopf

300 g getrocknete grüne   1 TL Bohnenkraut
Bohnenkerne   4 Becel-Würstchen
250 g Buschbohnen oder   Pfeffer
Brechbohnen   Salz
5—6 mittelgroße Kartoffeln   1 Zwiebel
1 Beutel Brühe (siehe   Distelöl
Seite 37)
1 Gewürzbeutel (Pfeffer-
körner, Lorbeer, 2 Nelken)

Die Bohnenkerne über Nacht einweichen, abschütten und mit der Brühe und dem Gewürzbeutel aufsetzen. So lange kochen, bis die Kerne sich gut zerdrücken lassen. Kerne teilweise zerdrücken und die geputzten Bohnen und die gewürfelten Kartoffeln, sowie das Bohnenkraut dazugeben. Nochmals gut 20 Minuten kochen. Die Becel-Würstchen hineinschneiden und mit Pfeffer und Salz abschmecken. Distelöl in einer kleinen Pfanne erhitzen, die gewürfelte Zwiebel schön goldbraun braten und über die Suppe streuen.

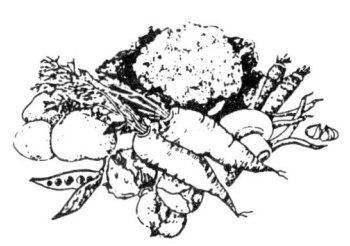

Gemüseeintopf

1 Beutel Brühe (siehe
Seite 37)
½ Blumenkohl
2 Karotten
100 g Egerlinge
100 g Erbsen
100 g Brechbohnen

300 g Kartoffeln
4 Becel-Würstchen
Pfeffer
Salz
Maggi
2 Knoblauchzehen

Die Gemüse schälen, soweit notwendig, putzen, waschen und in mundgerechte Stücke schneiden. Die Brühe schmelzen und zuerst Kartoffeln, Karotten, Bohnen und Blumenkohl hineingeben, nach ca. 10 Minuten Erbsen und Pilze zufügen. Wenn alles gar ist, aber noch Biß hat, die Würstchen hineinschneiden und mit den Gewürzen abschmecken.

Backofenkartoffeln mit Kräuterjoghurt

2 neue Kartoffeln pro
Kopf (mittelgroß)
Salz
Majoran
Becel-Marinade

200 g Magerjoghurt
1 EL Kräutermischung
Pfeffer
Salz
1 Knoblauchzehe

Die Kartoffeln gründlich reinigen. Alufolie in Quadrate schneiden, etwas Salz und Majoran hineinstreuen, die Kartoffeln darauflegen, nochmals mit etwas Salz und Majoran bestreuen, einen Klecks Becel-Marinade daraufgeben und die Folie gut verschließen. Eine gute Stunde im Backofen bei ca. 200°C (Heißluft 170—180 Grad) bak-

ken. Danach die Folie öffnen und die Kartoffeln kreuz-
weise aufschneiden.
In das Joghurt die Gewürze einschließlich der durchgepreßten Knoblauchzehe einrühren und über die Kartoffeln geben.

Bratkartoffeln

750 g festkochende	*2 EL Distelöl*
Kartoffeln	*2 saure Gurken*
1 große Zwiebel	*Pfeffer*
1 Knoblauchzehe	*Salz*
2 Eiweiß	*Majoran*

Die Kartoffeln mit der Schale in Salzwasser kochen,
schälen und in Scheiben schneiden. In der Bratpfanne
Distelöl erhitzen, die in Ringe geschnittene Zwiebel glasig dünsten, die Kartoffeln dazugeben, mit Majoran, Pfeffer und Salz würzen und knusprig goldbraun braten.
Wenn die Kartoffeln fertig sind, alles an den Pfannenrand
schieben, in der Mitte die beiden Eiweiß unter Rühren
stocken lassen und mit den kleingeschnittenen sauren
Gurken und Knoblauchscheibchen unter die Kartoffeln
mischen.

Roh gebratene Kartoffeln

ca. 750 g Salatkartoffeln   *Majoran*
1 große Zwiebel   *Pfeffer*
2 Knoblauchzehen   *Salz*
Distelöl

Kartoffeln schälen und in sehr dünne Scheiben schneiden. Die Zwiebel in Ringe schneiden, im Distelöl leicht anbraten. Die Kartoffeln nach und nach dazugeben und jeweils anbraten. Wenn alle Kartoffeln in der Pfanne sind, Majoran, Pfeffer und Salz dazugeben und gut untermischen. Bei mittlerer Hitze und unter sehr häufigem Wenden goldbraun braten. Kurz vor dem Servieren die Knoblauchzehen schälen und kleinschneiden, an die Kartoffeln geben.

Pellkartoffeln mit Quark

1 kg festkochende   *2 kleine Zwiebeln*
Kartoffeln   *Pfeffer*
250 g Magerquark für   *Salz*
jedes kranke Familien-   *Petersilie*
mitglied und Magermilch   *Schnittlauch*
zum Anrühren
250 g Sahnequark für
jedes gesunde Familien-
mitglied und Vollmilch
zum Anrühren

Die Kartoffeln in der Schale in Salzwasser kochen. Mager- und Sahnequark getrennt anrühren und jeweils mit den Gewürzen und Kräutern abschmecken.

Petersilienkartoffeln

1 kg festkochende
Kartoffeln
½ Bund Petersilie
Pfeffer

Salz
Wasser
2 gehäufte EL Mehl
Distelöl

Kartoffeln mit der Schale in Salzwasser kochen, schälen. Aus Distelöl, Mehl und Wasser eine nicht zu dicke Mehlschwitze bereiten, 20 Minuten auf kleiner Flamme kochen, die Kartoffeln in dünnen Scheiben hineinschneiden, die kleingeschnittene Petersilie zugeben, mit Salz und Pfeffer abschmecken, kurz ziehen lassen.
Dazu passen Becel-Würstchen.

Rösti

750 g Kartoffeln
2 Zwiebeln
2 Knoblauchzehen
Majoran
4—5 Rosmarinblättchen

schwarzer und grüner
Pfeffer
Salz
Distelöl

Kartoffeln und Zwiebeln zu kleinen Streifchen raspeln. In der beschichteten Pfanne das Distelöl erhitzen, den Knoblauch fein hacken und mit Salz zerdrücken. Zu den Kartoffeln geben, alle weiteren Zutaten untermischen. In der Pfanne glattstreichen und auf der einen Seite knusprig braten, dann umdrehen und auf der anderen Seite knusprig braten, aber jeweils langsam, damit die Kartoffeln Zeit haben, auch innen gar zu werden (in eiligen Fällen den Kartoffelfladen auseinanderreißen). Normalerweise dauert es pro Seite 15 Minuten, bis die Kartoffeln hellbraun sind.

117

Knoblauch-Kräuter-Sauce

1 EL Distelöl
2—3 EL Mehl
Wasser
3 Egerlinge
2 Knoblauchzehen

2 gehäufte EL gemischte
Kräuter
Salz
Glutamat
Knoblauchpulver
schwarzer Pfeffer

Aus Distelöl, Mehl und Wasser eine Mehlschwitze bereiten, aufkochen, Pilze und Knoblauch hineinschneiden
und 20 Minuten köcheln lassen. Mit Kräutern und Gewürzen abschmecken, evtl. mit etwas Zitronensaft oder
einem Schuß Sekt verfeinern.
Zu Pellkartoffeln, Blumenkohl, Brokkoli etc.

Kräuterquark

250 g Magerquark pro
Kopf
etwas Magermilch zum
Anrühren
reichlich gemischte
Kräuter (z. B. 8 Kräuter
oder Kräutermischung
für Grüne Sauce; aus
dem eigenen Garten
mindestens Petersilie,
Schnittlauch, Pimpinelle,
Basilikum, Kerbel,
Schalotten, Borretsch,
Zitronenmelisse, Dill,
Thymian, Majoran)

1 kleingeschnittene
Zwiebel
Zitronensaft
Pfeffer
Salz
1 Knoblauchzehe, zer-
drückt

Den Magerquark mit der Magermilch anrühren, die Kräuter so fein wie nur irgend möglich hacken, hineinmischen und mit den restlichen Zutaten abschmecken.
Paßt gut zu Brot und Kartoffeln.

Gebratener Gemüsereis

300—400 g gekochter
kalter Reis
Gemüsemischung nach
Wunsch, z. B. Erbsen,
Karotten, Mais oder
Paprika; Tomate, Zucchini
oder Pilze; Tomaten,
Okra oder Sojasprossen;
Zuckererbsen, Bambus-
sprossen

1 Zwiebel
2 Knoblauchzehen
Thymian
Oregano
Pfeffer
Salz
Distelöl

In heißem Distelöl erst die gehackte Zwiebel, dann den Reis anbraten, dabei den Reis gut auseinanderdrücken, damit die Körner nicht verkleben. Anschließend die Gemüsemischung Ihrer Wahl dazugeben — Sie sehen schon an der oben angegebenen Auswahl, daß Ihrer Fantasie dabei kaum Grenzen gesetzt sind — gut durchbraten, mit den Gewürzen abschmecken, fertig.

Grünkernfrikadellen

2 Tassen Grünkern	1 Prise Knoblauch
4 Tassen Wasser	Majoran
Salz	Pfeffer
1 Eiweiß	2—3 EL Semmelbrösel
1 Zwiebel	Distelöl

Grünkern in einer trockenen Pfanne kräftig anrösten und dann schroten. Mit Wasser und Salz zum Kochen bringen und 1 gute Stunde leicht kochen, dann nochmals 1 Stunde ausquellen lassen. Falls der Brei sehr naß ist, für einige Zeit auf ein Tuch geben und dieses in ein Sieb legen, damit überschüssige Flüssigkeit abtropfen kann. Jetzt den Brei mit Eiweiß, der sehr feingehackten Zwiebel und den Gewürzen vermengen, mit Salz abschmecken, und je nach Konsistenz noch etwas Semmelbrösel untermischen. Frikadellen formen, diese in Semmelbröseln wälzen und in heißem Distelöl von allen Seiten knusprig braten.

Vollkornbratlinge

2 Tassen Getreide-mischung	1 Prise Knoblauch
4 Tassen Wasser	Majoran
Salz	Pfeffer
1 EL Petersilie	2—3 EL Semmelbrösel
1 Zwiebel	Distelöl

Die Getreidemischung in einer trockenen Pfanne kräftig anrösten und dann schroten. Mit Wasser und Salz zum Kochen bringen und 1 gute Stunde leicht kochen, dann nochmals 1 Stunde ausquellen lassen. Falls der Brei sehr naß ist, für einige Zeit auf ein Tuch geben und dieses in ein Sieb legen, damit überschüssige Flüssigkeit abtropfen kann. Jetzt den Brei mit Petersilie, der sehr feingehackten Zwiebel und den Gewürzen vermengen, mit Salz abschmecken, und je nach Konsistenz noch etwas Semmelbrösel untermischen. Bratlinge formen, diese in Semmelbröseln wälzen und in heißem Distelöl von allen Seiten knusprig braten.

Würstchen auf Kraut

Becel-Würstchen (Anzahl	*1 Apfel*
nach Wunsch)	*1 Zwiebel*
750 g Sauerkraut	*Distelöl*

Das Sauerkraut mit etwas Wasser aufsetzen, zum Kochen bringen und etwa 35 Minuten leicht köcheln, dann den geschälten und kleingeschnittenen Apfel hinzugeben, nochmals 20 Minuten kochen. Inzwischen die Zwiebel grob schneiden und in Distelöl knusprig goldbraun braten. Mit dem Öl ins Sauerkraut rühren. Die Würstchen obendrauf legen und warm werden lassen.
Dazu passen Pellkartoffeln, Salzkartoffeln oder Kartoffelpüree.

Pilzgulasch

1 kg geputzte Pilze	edelsüßer Paprika
4 Tomaten	scharfer Rosenpaprika
2 Gemüsepaprika	Pfeffer
2 große Zwiebeln	Salz
3 Knoblauchzehen	1 Schuß Bier
1 EL Mehl	Distelöl

Öl erhitzen und die gewürfelten Zwiebeln darin glasig dünsten. Die kleingeschnittenen Pilze gut anbraten, bis alle Flüssigkeit verdunstet ist. Kleingeschnittene Tomaten und Gemüsepaprika dazugeben und gleichfalls kurz anbraten. Mit Paprikapulver (beide Sorten) und dem Mehl bestäuben. Langsam Wasser hineinrühren, bis eine sämige Konsistenz erreicht ist. Häufig umrühren. Nach 20 bis 25 Minuten den Knoblauch hineinschneiden, mit Pfeffer, Salz und Bier abschmecken.
Wer mag, kann ein wenig Petersilie darüberstreuen. Das Ganze paßt gut zu Pellkartoffeln oder Nudeln.

Hier gibt es auch ein paar süße Sachen, die sich ohne Geschmackseinbußen unserer Diät anpassen lassen:

Fruchtquark

250 g Magerquark pro Person	1 Schuß Cointreau oder Cherry Brandy
200 g Obst pro Kopf (z. B. Kirschen, Erdbeeren, Heidelbeeren, Johannisbeeren, Himbeeren)	Fruchtzucker oder Süßstoff nach Geschmack etwas Magermilch

Das Obst waschen, putzen (Kirschen entsteinen, Erdbeeren durchschneiden), in eine Schüssel geben, einige
Früchte zerdrücken. Mit einem Schuß Cointreau übergießen, nach Geschmack süßen. Den Quark dazugeben
und alles gut vermischen. Falls der Quark noch etwas zu
fest ist, Magermilch hineinrühren, bis eine angenehm
cremige Konsistenz erreicht ist.

Sächsischer Kartoffelkuchen

250 g Mehl	*1 Päckchen Trockenhefe*
250 g Vollkornmehl	*250 g Korinthen*
250 g Kartoffeln	*250 g Mandeln*
150—200 g Becel-	*½ TL Zitronensaft*
Margarine	*Schale von ½ Zitrone*
125 g Fruchtzucker	*2 gehäufte TL Vanille-*
ca. 50 g Zucker zum	*zucker*
Bestreuen	*2 EL Honig*

Die Kartoffel kochen, schälen und gut zerdrücken, wie
für Kartoffelpüree. Hefeteig nach Vorschrift ansetzen, mit
dem gemischten Mehl, den Kartoffeln, 125 g Margarine
und 125 g Zucker zu einem festen Teig verkneten. Einen
Teil der Mandeln mahlen und mit den Korinthen in den
Teig einarbeiten. Teig ausrollen und auf ein mit Distelöl
eingefettetes und bemehltes Blech breiten. Den anderen
Teil der Mandeln hobeln, mit Zitronensaft, der geriebenen Zitronenschale und dem Vanillezucker auf den Teig
streuen. Darüber dick Zucker streuen und mit Honig und
geschmolzener Margarine Streifen darübergießen. Bei
mittlerer Hitze backen. Da Fruchtzucker schneller bräunt
als gewöhnlicher, das Gebäck gut beobachten und gegebenenfalls mit Alufolie abdecken.

Makronen

Wie Sie sicherlich schon vermutet haben, gehen Kokosmakronen leider nicht, denn Kokosöl darf in der cholesterinarmen Küche unter keinen Umständen verwendet werden.

130 g Fruchtzucker
1 TL flüssiger Süßstoff
5 Eiweiß
280 g Mandeln oder
Haselnüsse
30 g Weizenvollkornmehl

2 gehäufte TL Vanille-
zucker
1 Msp Zimt
1 Msp Zitronenschale
Oblaten

Eiweiß sehr steif schlagen, den Fruchtzucker und den Süßstoff hinzufügen. Weiterschlagen, bis sich der Zucker gelöst hat. Mandeln oder Haselnüsse mahlen, mit Mehl und den Gewürzen mischen und vorsichtig unter die Eiweißmasse heben. Mit dem Löffel kleine Häufchen auf die Oblaten setzen und bei verhältnismäßig niedriger Temperatur (160—175°C) mehr trocknen als backen, bis die Spitzen goldbraun werden.

Rote Salatsauce

$\frac{1}{8}$ l Tomatencoulis (siehe	1 TL Senf
Seite 51)	$\frac{1}{2}$ TL Salz
2 EL Tomatenpüree	$\frac{1}{2}$ TL Pfeffer
2 EL Zucker	2 TL Ketchup
4 EL Rotweinessig	1 Knoblauchzehe, zer-
5 EL Distelöl	drückt
1 TL Worcestersauce	

Zunächst das Tomatenpüree unter das Coulis mischen, danach alle anderen Zutaten der Reihe nach einrühren, so daß sich eine homogene Masse ergibt. Die Sauce paßt gut zu allen Blatt- und Kohlsalaten, aber auch zu gemischtem Salat.

Sauce vinaigrette

6 TL Distelöl	$\frac{1}{2}$ TL Salz
2 TL milder Weinessig	$\frac{1}{4}$ TL weißer Pfeffer
1 TL Zitronensaft	$\frac{1}{2}$ TL Zucker
1 gestrichener TL Dijon-	
senf	

Die Sauce paßt zu allen Salaten. Zur Abwechslung kann man kleingehackte Zwiebel, zerdrückten Knoblauch, Schnittlauch oder auch eine Kräutermischung hineingeben.

Rotweinsauce

100 g Champignons	600 ml heißer Rotwein
2 Schalotten	(trocken)
100 g Distelöl	½ TL Zucker
50 g Mehl	Salz und Pfeffer

Champignons waschen und putzen, ohne Wasser aufnehmen zu lassen. Schalotten schälen und fein hacken.
Das Öl in zwei Töpfe verteilen. In einem Topf das Öl erhitzen und darin die Champignons mit wenig Salz bräunen. Zur Seite stellen. Im zweiten Topf das Öl erhitzen
und die Schalotten dünsten, bis sie klar und goldgelb
werden. Das Mehl darüberstreuen und mit einem Holzlöffel gut untermischen. Den heißen Rotwein sehr langsam dazugeben und dabei ständig rühren, bis die Sauce
beginnt, anzudicken. Die Champignons mit Flüssigkeit,
sowie alle anderen Zutaten einrühren und wieder vorsichtig erhitzen. Ca. 10 Minuten köcheln und dabei immer wieder einmal umrühren.

Herzoginkartoffeln

650—700 g Kartoffeln	1 Prise Muskat
ca. 75 g Becel-Margarine	1—2 Eiweiß
Salz	1 gehäufter EL Mager-
frischgemahlener	quark
schwarzer Pfeffer	evtl. etwas Milch

Kartoffeln schälen und in große Stücke schneiden, ca.
20 Minuten in Salzwasser gar kochen. Gut abtropfen lassen. Gründlich zerdrücken oder durch ein Sieb passie-

ren, Margarine, Salz, Pfeffer und Muskat hinzugeben. Gut untermischen. Die kräftig geschlagenen Eiweiß und den Quark zum Binden unterrühren. Falls die Masse sehr fest ist, einen Löffel Milch dazumischen. Abkühlen lassen und Kroketten formen, in Semmelmehl wälzen, in Sonnenblumenöl fritieren oder im Backofen braun bakken.

Lyoner Kartoffeln

650—700 g neue
Kartoffeln
2—3 EL Distelöl
1 mittelgroße gehackte
Zwiebel
1 Knoblauchzehe

Salz
frischgemahlener
schwarzer Pfeffer
$\frac{1}{2}$ TL Rosmarin
$\frac{1}{2}$ TL gehackte Petersilie

Die Kartoffeln sehr gut waschen, halbieren oder vierteln, und ca. 10 Minuten in Salzwasser kochen. Öl in einer Pfanne erhitzen und die Zwiebel so dünsten, daß sie nicht braun wird (am besten mit Deckel und bei schwacher Hitze). Kartoffeln abgießen, schälen und in dickere Scheiben schneiden (2—4 mm). Die Hitze erhöhen und die Kartoffeln, Salz, Pfeffer und den Rosmarin hinzugeben. Goldbraun braten, dabei häufig wenden. Zum Schluß den zerdrückten Knoblauch untermischen und mit der gehackten Petersilie bestreuen.

Schloßkartoffeln

ca. 10 nußgroße Kartoffeln   Salz
pro Kopf (bei größeren   2 EL Distelöl
Kartoffeln entsprechend
weniger)

Die Kartoffeln schälen und abtrocknen. Das Distelöl in
einer Pfanne, in der nichts anhängt, erhitzen. Die Kartoffeln in das heiße Fett geben und mit etwas Salz bestreuen, die Herdplatte herunterschalten. Bei niedriger
Temperatur ganz langsam rundherum bräunen, bis die
Kartoffeln butterzart und knusprig zugleich sind.

Gegrillte Auberginenscheiben

1 kg Auberginen   125 g Becel-Margarine
Salz   1 EL gehackte Petersilie
Pfeffer   Saft von $\frac{1}{2}$ Zitrone
Distelöl   evtl. etwas Knoblauch-
                           pulver

Auberginen putzen und abwaschen, in Scheiben von gut
1 cm Dicke schneiden. Mit Salz bestreuen und 30 Minuten stehenlassen. Inzwischen Margarine, Petersilie, Zitronensaft, etwas Salz und Pfeffer und evtl. das Knoblauchpulver gut miteinander vermischen.
Jetzt die Auberginenscheiben trockentupfen mit Öl bepinseln und bei nicht zu starker Hitze grillen. Einmal
wenden. Auf vorgewärmter Platte servieren, dabei auf
jede Scheibe einen Klecks der gewürzten Margarine geben.

Hier ist es natürlich wieder sehr leicht, die gewürzte Margarine nur auf einige Scheiben für den Cholesterinpatienten zu geben und für alle anderen nach gleicher Methode gewürzte Butter zu verwenden.

Anmerkung: Man kann auch 2 mit Salz zerdrückte Knoblauchzehen und nach Wunsch Oregano, Majoran oder Thymian in das Distelöl zum Bestreichen der Auberginenscheiben mischen — ein heißer Tip für die Gartengrill-Saison! Die gekräuterte Margarine muß in diesem Fall nicht sein — die Scheiben schmecken auch so ganz köstlich.

Ratatouille
Südfranzösischer Gemüsetopf

500 g Auberginen	*2 mittlere Zwiebeln*
500 g Zucchini	*3 Knoblauchzehen*
500 g Tomaten	*$\frac{1}{2}$ TL Basilikum, zer-*
500 g Paprikaschoten	*schnitten*
(gelb, grün, rot gemischt)	*Pfeffer*
Distelöl	*Salz*

Einen großen Topf mit Wasser zum Kochen bringen, darin die in Scheiben oder mittelgroße Würfel geschnittenen Auberginen und Zucchini kurz blanchieren, herausnehmen, die Tomaten oben einritzen und so lange in das kochende Wasser geben, bis sich die Schale ablöst. Herausnehmen und schälen. Den Topf leeren und bei mittlerer Hitze wieder mit 1 EL Distelöl aufsetzen. Zwiebeln in Ringe schneiden und im geschlossenen Topf ca. 5 Minuten andünsten, den gepreßten Knoblauch dazugeben und nochmals kurz dünsten. Anschließend Auberginen, Zucchini und den in dünne Ringe geschnittenen Paprika in den Topf geben, Basilikum, Salz und Pfeffer zufügen und ca. 40 Minuten im geschlossenen Topf dünsten. Dann die kleingeschnittenen, geschälten Tomaten einrühren und weitere 15 Minuten köcheln. Abschmecken.

Dazu eine Pfanne Rösti oder frisches Landbrot, und man hat ein komplettes Essen, das hervorragend schmeckt und sättigt.

Shiitake auf provenzalische Art

½ Lorbeerblatt
4 TL Thymianblättchen
1 TL Rosmarinnadeln
2 Salbeiblätter
2—3 Knoblauchzehen
1 TL getrockneter Oregano
10 EL Distelöl
500 g Shiitake-Pilze

einige Blätter Frisée-Salat
300 g kleine, feste
Tomaten
4 Frühlingszwiebeln
Kräutersalz
schwarzer Pfeffer
4 Scheiben Vollkorntoast
1 TL Zitronensaft

Das Lorbeerblatt zerbrechen und mit den Thymianblättchen, dem Rosmarin und dem Salbei fein hacken. Den Knoblauch schälen und in feine Scheibchen schneiden. Die Kräuter, den Knoblauch und den Oregano unter das Öl rühren.

Die Stiele von den Pilzen abtrennen (sie werden nicht verwendet). Die Pilzköpfe mit Küchenkrepp abreiben. Kleine Pilze ganz lassen, größere halbieren oder vierteln. Das Öl unter die Pilze mischen und zugedeckt 2 bis 3 Stunden darin marinieren.

Die Salatblätter putzen, waschen und trockentupfen. Die Tomaten waschen und in dicke Scheiben schneiden.

Die Frühlingszwiebeln putzen, waschen, in schmale Ringe schneiden und unter die Pilze mischen. Eine große Pfanne ohne Fett erhitzen. Die Pilze hineingeben und bei mittlerer Hitze etwa 5 Minuten braten. Kräftig salzen und pfeffern. Die Pilze aus der Pfanne nehmen und warm stellen.
Die Tomatenscheiben in der geschlossenen Pfanne mit etwas Distelöl kurz erhitzen, leicht pfeffern und salzen.
Die Brotscheiben toasten und auf vier Tellern anrichten. Die Tomatenscheiben und die mit Zitronensaft beträufelten Pilze darauflegen. Als Vorspeise, kleines Abendessen oder Imbiß servieren.

Tip: Shiitake auf provenzalische Art passen auch gut zu Naturreis. Die Pilzstiele kann man für Suppen oder Saucen verwenden.

Blattspinat

2 Päckchen TK-Blattspinat
1 Zwiebel
grüner Pfeffer
Cayennepfeffer
Paprika, edelsüß
1 Prise Kräuter der
Provençe

etwas schwarzer Pfeffer
(frisch gemahlen)
1 Schuß Distelöl
Salz
2 Knoblauchzehen

Die Zwiebel in Distelöl hell goldgelb braten. Den Spinat und alle Gewürze außer dem Knoblauch zugeben, unter viel Wenden und Rühren auftauen und anbraten. Die Knoblauchzehen klein schneiden und darüberstreuen. Nach Belieben noch etwas Muskat über den Spinat reiben.

Crêpes Suzette

75 g gesiebtes Mehl
½ TL Salz
1 TL Zitronensaft
7 EL Wasser
½ TL Zucker

1 gestrichener TL Back-
pulver
1 EL Milch
Öl

Alle Zutaten mischen und schlagen. Durchsieben und 1 Stunde stehenlassen. Der Teig muß tropfen. Etwas Öl erhitzen, ein wenig Teig hineingeben und gleichmäßig verteilen, beidseitig hellbraun braten. Fertige Crêpes mit feuchtem Tuch abdecken, damit sie nicht austrocknen.
Dazu passen viele verschiedene Sachen: Marmelade ebensogut wie geschmorte Tomaten, gebratene Pilze wie auch in Cointreau gedünstete Bananen, so daß die Crêpes eine hervorragende Überleitung zu zwei wunderbaren Süßspeisen bilden.

Birnen in Rotwein

4 große Birnen
¾ Flasche trockener
Rotwein

2—3 EL Zucker
Zimt

Birnen schälen und sonst ganz lassen, auch den Stiel nicht entfernen. Einzeln in eine flache Schale legen, so daß die Birnen nur eine Schicht bilden. Mit Zucker bestreuen und den Rotwein so darübergießen, daß die Birnen bis zu etwa ⅔ im Wein liegen. Ein wenig Zimt darüberstreuen. Zudecken und im Backofen auf der unteren Schiene bei ca. 160°C 1½ Stunden lang garen (wenn die

Birnen sehr hart sind, kann es auch länger dauern!) Während des Kochens mindestens zweimal gut mit der Rotweinflüssigkeit bestreichen, damit die Farbe gleichmäßig wird. Nach dem Garen ist der Wein zu Sirup reduziert und wird mit den Birnen auf den Tisch gebracht.

Pfirsich in Weißwein

4 große reife Pfirsiche   *1 Flasche gut gekühlter, trockener Weißwein*

Pfirsiche schälen und entkernen. Je einen Pfirsich in ein großes Weißweinglas legen und mit dem Wein auffüllen.

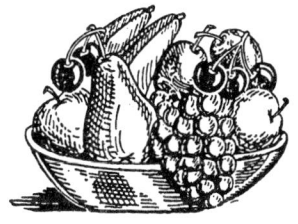

Hier bieten sich natürlich wieder die vielen, vielen Spaghetti- und sonstigen Nudelgerichte an. Auf die schönen Sahnesaucen von Spaghetti Carbonara und auf den — überraschend reichhaltigen — Reibekäse muß man leider verzichten, aber da bleibt noch viel übrig, und der eigenen Fantasie sind keine Grenzen gesetzt, um in weniger als einer halben Stunde ein gesundes und hervorragendes Essen auf den Tisch zu bringen.

Nudeln mit Tomatensauce

Mindestens 500 g Soja-
nudeln
1 große Zwiebel
Distelöl
1 kg Tomaten
provenzalische Kräuter

Knoblauch
Pfeffer aus der Mühle
Paprika
Salz
evtl. Tomatenmark

1 große Zwiebel fein würfeln und in Distelöl anbräunen. Die Tomaten waschen, evtl. von den Strünken befreien, unzerkleinert mit den Gewürzen in den Topf geben, und ca. 25 Minuten im geschlossenen Topf köcheln. Die Tomaten dann gut zerdrücken und, falls erforderlich, mit Tomatenmark anreichern.
Die Nudeln wie gewohnt in Salzwasser »al dente« kochen (es empfiehlt sich etwa die anderthalbfache Menge der üblichen Menge, da Sojanudeln nicht so stark aufquellen). Mit der gut abgeschmeckten Tomatensauce servieren.

Knoblauchspaghetti

400 g Hartweizengrieß-
spaghetti
4 große Knoblauchzehen
1 Bund Petersilie
grüner Pfeffer, geschrotet

Pfeffer aus der Mühle
Salz
7—8 EL Distelöl
3—4 Tropfen Sesamöl

Viel Wasser mit Salz und 1 EL Distelöl zum Kochen bringen, darin die Nudeln »al dente« kochen, abschütten und warm stellen. Inzwischen das restliche Öl in einer Pfanne erhitzen, darin die sehr kleingehackten Knoblauchzehen ganz leicht golden anbräunen, den grünen und schwarzen Pfeffer dazugeben, sehr kurz mitbraten, etwas Salz, das Sesamöl und zum Schluß die feingehackte Petersilie hineinrühren (die Petersilie soll nur warm werden!). Die Spaghetti gründlich mit dem Knoblauchöl vermengen und gleich servieren.

Spaghetti mit Champignons

400 g Hartweizengrieß-
spaghetti
2 große Knoblauchzehen
1 Zwiebel
1 Dose Champignons

1 Prise Majoran
Pfeffer
Salz
3—4 EL Distelöl
1 Prise Rosmarin

Viel Wasser mit Salz und 1 EL Distelöl zum Kochen bringen, darin die Nudeln »al dente« kochen, abschütten und warm stellen. Inzwischen das restliche Öl in einer Pfanne erhitzen, die kleingeschnittene Zwiebel goldgelb braten. ⅔ der abgetropften Champignons in dünne Scheiben schneiden, zur Zwiebel geben und goldbraun anbraten. Die Gewürze einrühren und noch ganz kurz mitschmoren. Die restlichen — ganzen — Pilze zugeben und mit erwärmen. Alles mit den Spaghetti vermischen.

Spaghetti mit Pilzen

400 g Hartweizengrieß-spaghetti	Pfeffer
	Salz
2 große Knoblauchzehen	3—4 EL Distelöl
1 Zwiebel	1 Prise Rosmarin
500 g Pilze	2—3 EL Petersilie
1 Prise Majoran	

Viel Wasser mit Salz und 1 EL Distelöl zum Kochen bringen, darin die Nudeln »al dente« kochen, abschütten und warm stellen. Inzwischen das restliche Öl in einer Pfanne erhitzen, die kleingeschnittene Zwiebel goldgelb braten. Die geputzten und kleingeschnittenen Pilze und alle Gewürze außer Knoblauch und Petersilie zur Zwiebel geben und braten.

Jetzt gibt es 2 Möglichkeiten:

1. Die Pilze so lange braten, bis sie trocken sind, gehackten Knoblauch und Petersilie untermischen und mit den Nudeln vermengen
oder:
2. Die Pilze so dünsten, daß Flüssigkeit in der Pfanne verbleibt, diese mit etwas Joghurt binden und dann Knoblauch und Petersilie hinzugeben. Bei dieser Zubereitungsart nicht mit den Nudeln vermengen, sondern separat servieren.

Hier gibt es noch viele Variationsmöglichkeiten. Man kann die Nudeln vermischen mit:

einer Mischung aus Knoblauch, gebratenen Zwiebelringen und Tomaten,

gebratenen Auberginen und/oder Zucchini, reichlich mit Knoblauch und Rosmarin gewürzt,

gedünsteten Erbsen, vermischt mit gebratenen Zwiebeln, schwarzem Pfeffer und Thymian usw.

Fast alle Mischungen kann man auch als Auflauf mit einer Tomatensauce auf der Grundlage von Tomatencoulis (s. Seite 51) zubereiten — überbacken natürlich nicht mit Käse, sondern mit Semmelbröseln und Distelöl.

Man kann den Auflauf aber auch auf folgende Art mit einer Ketchupsauce servieren:

Nudelauflauf mit Ketchupsauce

500 g Sojanudeln oder	*1 kleine Flasche Ketchup*
400 g Hartweizengrieß-	*1 EL Mehl*
nudeln	*1 gehäufter TL provenza-*
Wasser	*lische Kräuter*
Salz	*1 Prise Rosenpaprika*
Distelöl	*2 Knoblauchzehen, zer-*
Paniermehl	*drückt*
Distelöl	*Pfeffer*
1 feingehackte Zwiebel	*Salz*

Das Salzwasser mit ein wenig Distelöl zum Kochen bringen. Darin die Nudeln »al dente« kochen und abschütten. Eine flache Auflaufform mit Öl auspinseln, die Nudeln hineinschichten, mit Paniermehl bestreuen und dieses gleichmäßig mit Öl beträufeln. In der Röhre bei 170 bis 180 °C knusprig braun überbacken.

Wer will, kann diese Nudeln auch mit etwas gedünsteten Erbsen, Zucchini oder Auberginen in kleinen Stückchen und gehacktem Knoblauch vermischen.

Sauce:

In einem Topf 2—3 EL Distelöl erhitzen, darin die klein-geschnittene Zwiebel glasig braten, Mehl hineinrühren und mit der Flasche Ketchup ablöschen. Dieselbe Fla-sche mit Wasser füllen, kräftig schütteln, und mit diesem Wasser die Sauce verdünnen. Die Gewürze einrühren, ca. 20 Minuten leicht köcheln lassen und abschmecken. Jetzt zerdrückten Knoblauch dazugeben. In großen Por-tionen zu den Nudeln servieren.

Minestrone

5 EL Distelöl	*1 Handvoll Buschbohnen*
2 rote Zwiebeln	*2 Tomaten*
2 Knoblauchzehen	*1 EL Tomatenmark*
100 g Egerlinge	*1 Prise Safran*
2 Karotten	*Salz*
1 Stange Bleichsellerie	*1 l Wasser*
etwas Wirsing	*$\frac{1}{2}$ l Brühe*
etwas Blumenkohl	*$\frac{1}{2}$ Tasse Spaghetti,*
200 g Erbsen	*gebrochen*
1 Frühlingszwiebel	*$\frac{1}{2}$ Tasse Reis*
1 Stange Lauch	*Majoran*

Alle Gemüse außer den Erbsen in sehr dünne Scheib-chen schneiden. Zwiebeln fein hacken und in dem Öl glasig anbraten. Sämtliche Gemüse nach und nach dazugeben und miteinander vermischen, die Tomaten vorher überbrühen, abziehen und in Stücke schneiden. Alles leicht andünsten, das Tomatenmark einrühren, mit Wasser und Brühe ablöschen. Salz, Safran, Reis und Hartweizengrießnudeln in die kochende Brühe geben und 20 Minuten bei niedriger Temperatur kochen. Zum Schluß mit Majoran, Salz und evtl. etwas Pfeffer abschmecken. Dazu paßt Knoblauchbrot.

Spinatsuppe

1 Paket junger TK-Spinat	*1 Prise Muskat*
(gehackt und ungewürzt)	*Salz*
4 EL Distelöl	*Pfeffer, frisch gemahlen*
1 EL Mehl	*1½ l kaltes Wasser*
2 Knoblauchzehen, zer-	*2 EL feines Maismehl*
drückt	

Den Spinat etwas antauen lassen. Das Öl erhitzen, Mehl einrühren und nach und nach unter ständigem Rühren den Spinat und die Gewürze — bis auf eine Knoblauchzehe — dazugeben. Das Wasser dazugießen, aufkochen und ca. 5 Minuten kochen. Jetzt das Maismehl einrühren und nochmals 30 Minuten kochen. Zum Abschluß die zweite Knoblauchzehe zerdrücken und einrühren, abschmecken. Mit Knoblauchbrot servieren.

Polenta

Da Mais zur Senkung des Cholesterinspiegels beitragen soll, hier ein einfaches Rezept für Polenta, aus dem man dann alles mögliche machen kann.

250 g Maisgrieß   *2 EL Distelöl*
1 l Salzwasser

Das Wasser zum Kochen bringen, den Maisgrieß einstreuen und unter ständigem Rühren kochen, bis die Mischung dick wird. Bei schwacher Hitze langsam weiterkochen, gelegentlich rühren. Nach etwa 20 Minuten das Öl einrühren.

Man kann den Maisbrei nun z. B. mit Zucker, besser Fruchtzucker, Rosinen und gehackten Mandeln abschmekken und die Polenta als Süßspeise auf den Tisch bringen
oder:
die Polenta abkühlen lassen, in dicke Scheiben schneiden und diese von beiden Seiten in Distelöl goldbraun braten und als Beilage servieren.

Oder aber man macht daraus ein Gericht wie es in Italien sehr beliebt ist, und zwar

Polenta mit Bohnen
Polenta con fagioli

Polenta, gekocht aus 250 g   *Salz*
Maisgrieß (s. Grundrezept)   *Pfeffer*
300 g TK-Brechbohnen   *3 Tassen Tomatencoulis*
etwas Bohnenkraut   *(siehe Seite 51)*
Becel-Margarine

Die Bohnen in Salzwasser mit Pfeffer und Bohnenkraut ca. 15 Minuten kochen, abgetropft mit der Polenta vermischen, in eine mit Margarine gefettete Auflaufform füllen und glattstreichen. Einige Becel-Flöckchen aufsetzen. Auf der mittleren Schiene des vorgeheizten Ofens (160 °C) etwa 15 Minuten backen. In der Zwischenzeit die Tomatensauce erwärmen, evtl. mit ein wenig Brühe verlängern, pikant abschmecken und mit dem Polentagratin servieren.

Sie können die Polenta auch auf ein Tablett oder ähnliches streichen, erkalten lassen, in Rauten schneiden (ergibt *Gnocchi*), mit Tomatensauce in eine Auflaufform schichten und in der Backröhre überkrusten. Evtl. vorher mit Semmelbröseln bestreuen und mit Distelöl beträufeln.

Gefüllte Auberginenröllchen

800 g Auberginen
¹/₈ l Distelöl
Salz
schwarzer Pfeffer aus der
Mühle

Für die Füllung:
200 g Sonnenblumenkerne
1 Zwiebel
1 EL Distelöl
2 Knoblauchzehen

1 Bund glatte Petersilie
400 g magerer Quark
Salz
schwarzer Pfeffer aus der
Mühle
1 Msp Cayennepfeffer

Für die Sauce:
600 g Fleischtomaten
Salz
Pfeffer

Die Auberginen waschen, vom Stengelansatz befreien und in knapp ½ cm dicke Längsscheiben schneiden. In heißem Distelöl beidseitig kurz, aber kräftig anbraten. Auf Küchenkrepp abtropfen lassen, salzen und pfeffern.

Für die Füllung die Hälfte der Sonnenblumenkerne fein mahlen und mit den ganzen Kernen in eine Schüssel geben. Die Zwiebel schälen, fein hacken und in heißem Öl weich dünsten. Den Knoblauch schälen, durch die Presse drücken und dazugeben. Die Petersilie abbrausen, von den Stengeln zupfen und grob hacken. Den Quark mit der Zwiebelmischung und der Hälfte der Petersilie zu den Sonnenblumenkernen geben, mischen und mit Salz, Pfeffer und Cayennepfeffer würzen. Die Mischung auf den Auberginenscheiben verteilen, zu Röllchen formen und in eine Auflaufform setzen.

Die Fleischtomaten überbrühen, häuten, entkernen und grob hacken. Um die Röllchen geben, salzen und pfeffern. Die Form auf die mittlere Schiene des auf 200 °C vorgeheizten Backofens stellen und die Röllchen 30 Minuten garen.

Vor dem Servieren mit der restlichen Petersilie bestreuen.

Dazu passen Pellkartoffeln und knackiger grüner Salat.

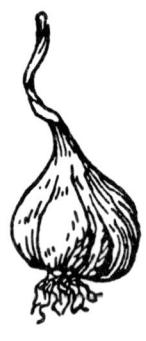

Gebratener Reis

3 Tassen Langkornreis
2 Eiweiß
3 Frühlingszwiebeln
Distelöl
Knoblauch

2 EL Sojasauce
Pfeffer
Salz
Monosodiumglutamat

Den Reis ca. 17 Minuten in Salzwasser kochen und kalt werden lassen. Die Eiweiß verrühren und die Frühlingszwiebeln in Ringe schneiden. Beides in Distelöl anbraten — das Eiweiß unter Rühren stocken lassen. Den Reis dazugeben und alles gut verrühren. Dabei darauf achten, daß die Körner nicht verkleben. Sojasauce hinzugeben, einrühren und alles warm werden lassen. Mit den Gewürzen abschmecken.

Gebratener Reis mit Pilzen

3 Tassen Langkornreis
1 Dose Champignons
4 Mu-Err-Pilze
1 Handvoll getrocknete
Krause Glucke (Pilz)
2 Eiweiß
3 Frühlingszwiebeln

2 EL Sojasauce
Knoblauch
Pfeffer
Salz
Monosodiumglutamat
Distelöl

Den Reis in Salzwasser kochen und kalt werden lassen. Mu-Err-Pilze und Krause Glucke für mindestens 10 Minu-

143

ten in warmem Wasser einweichen und gut reinigen. Champignons in Scheiben schneiden. Zuerst Champignons, dann die anderen Pilze in Distelöl anbraten. Die Eiweiß verrühren und die Frühlingszwiebeln in Ringe schneiden. Beides zu den Pilzen geben und mitbraten, das Eiweiß unter Rühren stocken lassen. Den Reis dazugeben und alles gut verrühren. Dabei darauf achten, daß die Körner nicht verkleben. Sojasauce hinzugeben, einrühren und alles warm werden lassen. Mit den Gewürzen abschmecken.

Sie werden beim Durchblättern schon festgestellt haben, daß eine ganze Menge ostasiatische Rezepte dabei sind. Diese haben den Vorteil, außerordentlich gesund und — wegen der kurzen Kochzeit — vitaminreich und für die Zwecke unserer Diät hervorragend geeignet zu sein. Sie haben aber auch den Nachteil, daß alle Zutaten sehr feingeschnitten sein müssen.

Man kann sich hier das Leben etwas erleichtern, indem man einen Teil der Zutaten — Karotten, Weißkohl, Keime, Sprossen und Paprika bereits kleingeschnitten aus der nächsten Salatbar holt. Aber die anderen Zutaten, die man dort nicht erhält, kann man einmal in größeren Mengen vorbereiten und dann, gut gemischt, portionsweise einfrieren.

Das hat auch noch den Vorteil, daß man jederzeit bereit ist, schnell einmal zwischendurch eine vegetarische chinesische Mahlzeit zuzubereiten.

Hier zunächst eine erprobte und wärmstens empfohlene Mischung zum Einfrieren — die jeweiligen Mengenangaben bleiben dem persönlichen Geschmack überlassen. Ich nehme allerdings immer von allem etwa gleich viel:

Chinesische Gemüsemischung

Karotten — in nadeldünnen Streifen
Weißkohl — gehobelt
Chinakohl — gehobelt
Zwiebeln — in sehr feine Ringe geschnitten
Gemüsepaprika in allen Farben — in feine Ringe geschnitten
Zuckererbsen — Fäden gezogen
Sojasprossen — gewaschen
frische Champignons — enthäutet und in dünne Scheiben geschnitten
chinesische Trockenpilze (Mu-Err) — eingeweicht, harte Stielansätze entfernt, in Streifchen
getrocknete Krause Glucke — eingeweicht und ohne Stielansätze

Diese Zutaten — bei Gemüsepaprika und Zwiebeln darf es auch etwas weniger sein als beim Rest — gleichmäßig mischen, in geeignete Portionen aufteilen und einfrieren.

Und wenn es einmal notwendig wird, daß Sie schnell eine Mahlzeit auf den Tisch bringen müssen, gehen Sie folgendermaßen vor:

Erhitzen Sie Distelöl in der Pfanne, nehmen Sie die benötigte Menge Gemüsemischung aus dem Gefrierschrank, pfannenrühren Sie diese, bis das Gemüse ganz abgetaut und schön knackig ist. Schmecken Sie mit Sojasauce, Sambal Oelek (oder Tabasco), Ve Tsin (Glutamat), Pfeffer, Salz und Knoblauchpulver ab — das Essen ist in 5 Minuten fertig und schmeckt hervorragend!

Chinakohl mit Chili und Knoblauch

1 Chinakohl (etwa 1 kg)   2 Knoblauchzehen
2 EL Distelöl   2 Chillies
¼ l Brühe   1 TL Zucker
2 EL dunkle Sojasauce   Glutamat
1 TL helle Sojasauce

Chinakohl in schmale Streifen schneiden, waschen und
gut abtropfen lassen oder trockenschwenken. In einer
Pfanne das Öl erhitzen, und darin den Chinakohl unter
ständigem Rühren anbraten — zuerst die härteren Teile
und dann die zarten. Die Brühe dazugeben, zudecken
und knapp 5 Minuten kochen.
Inzwischen alle anderen Zutaten vermischen und über
den Kohl gießen. Warm werden lassen und abschmekken. Eventuell mit etwas Stärkemehl und Wasser andicken.

Chinesisches Gemüse mit Glasnudeln

1 kg Gemüsemischung in   2 Knoblauchzehen
beliebiger Zusammen-   ½ TL Glutamat
setzung (siehe Seite 145)   1 EL dunkle Sojasauce
2 Handvoll Glasnudeln   1 EL süße Sojasauce
1 Zwiebel   1 EL Pflaumenwein
2 Frühlingszwiebeln   Pfeffer
1 TL Sambal Oelek   Salz
Knoblauchpulver   2 EL Brühe, falls erwünscht
4 EL Distelöl

Die Glasnudeln in warmem Wasser ca. 15 Minuten einweichen. Das gleiche gilt für Trockenpilze, falls Sie welche verwenden wollen.

Alle Gemüse, auch die Zwiebel, den Knoblauch und die Frühlingszwiebeln hauchdünn schneiden, entweder in Scheiben oder à la Julienne (in streichholzdünne Stäbchen).

Das Öl in der Pfanne erhitzen, die Gemüse einzeln hineingeben, kurz anbraten und wieder herausnehmen. Dabei werden Gemüse wie Karotten oder Zwiebeln länger gebraten, bis sie anfangen, eine goldbraune Farbe anzunehmen, zarte Gemüse wie Chinakohl oder Sojasprossen werden nur gerade im Öl umgerührt, so daß sie glänzen, aber nicht weich werden. Tomaten sollten im günstigsten Fall gerade warm werden, aber roh bleiben.

Wenn alle Gemüse fertig sind, in der Pfanne die Gewürze und Gewürzsaucen miteinander vermischen, darin die Reisnudeln 5 Minuten kochen. Falls die Flüssigkeit nicht ausreicht, kann man 1—2 EL der selbstgekochten Brühe (s. Seite 37) zufügen. Jetzt die Gemüse wieder in die Pfanne geben und einmal gut durchmischen.

Ein angenehmes Aroma erhält man, wenn man in einer separaten Pfanne 1 EL Sesamsamen anröstet und über das Gemüse streut.

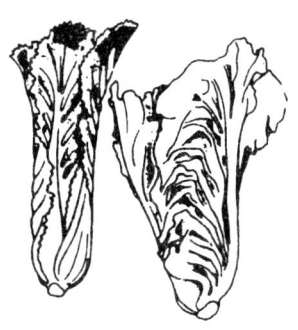

Scharf-saure Bohnen mit Karotten und Sellerie

3 EL Distelöl
2 EL Frühlingszwiebeln, in dünnen Scheiben
1 Tasse Buschbohnen, ohne Fäden, in kurze Stücke geschnitten
½ Tasse Karotten, diagonal in Scheiben geschnitten
¼ Tasse Peperoni, in dünne Scheiben geschnitten

1 TL Salz
2 EL Wasser
1 Tasse Bleichsellerie, in kurze Stücke geschnitten
1 Tasse getrockneter Tofu, in dünnen Scheibchen
½ TL dünne Sojasauce
1 EL Weinessig
½ TL Zucker
¼ TL Glutamat
evtl. 1 Knoblauchzehe

Öl in einer Pfanne erhitzen, zuerst die Zwiebeln und dann sofort Bohnen, Karotten und Peperoni hineingeben, 1 Minute pfannenrühren. Salz und Wasser unterrühren. Nach 1 Minute Sellerie und Tofu dazugeben, wieder 1 Minute rühren. Jetzt alle anderen Zutaten einrühren und gut verteilen, bis alles gleichmäßig heiß ist.

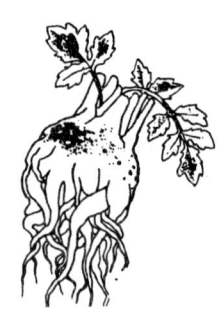

Rezepte aus Indien

Ich muß zu meiner Schande gestehen, daß ich nicht sonderlich viele vegetarische indische Rezepte kenne; das hat seine Ursache ohne Zweifel darin, daß sie meistens mit Arbeit verbunden sind — und viele schmecken mir nur dann, wenn sie mit Butter zubereitet sind!
Aber einige wenige schmecken auch ohne Butter so hervorragend, daß ich den Arbeitsaufwand gerne auf mich nehme, und wenn Sie einmal ein Burta gegessen haben, werden Sie mir sicher begeistert zustimmen!

Burta

2 große Auberginen
1 große Zwiebel
500 g Tomaten
1—2 getrocknete Chillies
(oder 1 Peperoni)

1 cm Ingwerwurzel
2 Knoblauchzehen
Salz
3—4 EL Distelöl

Auberginen ganz dämpfen und in der Moulinette zu Brei mahlen oder im Mixer pürieren. Zwiebel, Chillies, Ingwer und Knoblauch mischen und ebenfalls zu Brei mahlen. Im Öl gut anbraten, die in Stücke geschnittenen Tomaten dazugeben, unter Rühren ca. 5 Minuten braten, das Auberginenpüree dazugeben und gut untermischen. Auf kleiner Hitze und unter häufigem Rühren braten, bis das Öl sich absetzt. Mit Salz und evtl. Knoblauchpulver abschmecken.
Dazu gibt es Brot, speziell indisches Fladenbrot (s. Seiten 150—153) oder Reis.

149

Im Handumdrehen zubereitet und als erfrischender Salat oder Vorspeise genauso hervorragend wie als Beilage zu gekochtem Reis ist

Raita

2 Becher Magermilch-joghurt	1 kleine Zwiebel
	Pfeffer
¼ Salatgurke	Salz

Salatgurke und Zwiebel klein raspeln, mit dem Joghurt und den Gewürzen verrühren. Kurz ziehen lassen. Schmeckt gut zu gekochtem Basmati-Reis.

Eine häufige Beilage zu indischen Mahlzeiten sind *Fladenbrote* der verschiedensten Art. Einige davon, die sich — leicht abgewandelt — auch mit europäischen Mitteln zubereiten lassen und besonders gut schmecken, seien hier aufgeführt:

Aloo Poori
Fladenbrot mit Kartoffeln

250 g pürierte gekochte Kartoffeln	2 TL Salz
	ca. ¼ Tasse Wasser (lau-warm)
2 Tassen Vollkornmehl	

Kartoffeln (am besten vom Vortag) mit Mehl und Salz vermischen und kneten. Wasser (lauwarm) dazugeben, bis der Teig fest, aber nicht trocken ist. Mindestens 10 Minuten kneten, dann 30 Minuten ruhen lassen. In 20—24 Bälle aufteilen, flachrollen, Öl in einer Pfanne erhitzen und die Fladen einzeln ausbacken.
Dazu paßt sehr gut Raita (siehe oben).

Nan I
Tropfenförmiges Fladenbrot

500 g Mehl
Salz
1/4 TL Sodabikarbonat oder
Natron
1 TL Backpulver
ca. 200 ml Wasser

Zwiebel-, Melonen- und
Sesamsamen
1 Ei
10 g Zucker
25 g Joghurt
50 ml Milch
25 ml Sonnenblumenöl

Mehl, Salz, Sodabikarbonat oder Natron und Backpulver mischen und in eine Schüssel sieben. Wasser dazugießen, nach und nach vermischen und zu Teig kneten.
Das Ei mit Zucker, Joghurt und Milch schlagen und nach und nach zugeben, zu einem weichen, geschmeidigen Teig verkneten, der nicht mehr an den Fingern klebt. 10 Minuten mit einem feuchten Tuch bedeckt stehenlassen. Danach das Öl hineinkneten, Teig einstechen, wieder bedecken und für 2 Stunden beiseite stellen.
In 6 Portionen aufteilen, Kugeln formen und auf leicht bemehlter Fläche mit den Samen bestreuen, leicht abflachen, bedecken und für 5 Minuten zur Seite stellen. Jede Portion mit den Händen zu einer runden Scheibe formen und dann an einer Seite länglich ziehen, wie einen Tropfen.
Im auf 180°C vorgeheizten Backofen die Nans auf leicht eingefettetem Backblech 10 Minuten backen.

oder

Nan II

3 Tassen Mehl	1 1/2 TL Sodabikarbonat
1 Eiweiß	oder Natron
1 Tasse Vollkornmehl	6 TL warmes Distelöl
3 TL Zucker	Wasser
1 TL Salz	2 TL Sesamsamen
1 Tasse Joghurt	2 TL Mohn
	2 TL Zwiebelsamen

Eiweiß, Salz, Zucker, Distelöl und Joghurt in gesiebtes Mehl und Vollkornmehl mischen, mit etwas Wasser geschmeidig kneten, 30 Minuten, mit feuchtem Tuch bedeckt, stehenlassen. Backofen vorheizen. Soda in 1/4 Tasse Wasser auflösen, in den Teig kneten. 8 Kugeln formen. Mit etwas geschmolzener Becel und geschlagenem Eiweiß befeuchten. Samen auf die Oberflächen streuen und mit einem Messerrücken Streifen machen. Mit nassen Händen formen und von unten langziehen. Backblech einfetten und bemehlen, bei 160—170°C goldbraun backen.

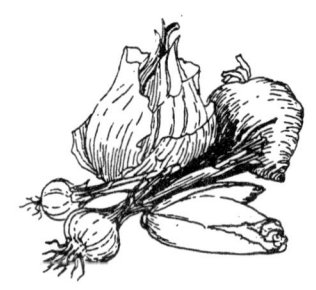

Noch eine Variante:

Nan III

1 Päckchen Trockenhefe	*1 geschlagenes Ei*
¾ Tasse Wasser	*¼ Tasse geschmolzene*
1 TL Zucker	*Becel*
¼ Tasse Joghurt	*3½ Tassen Mehl*
2 TL Zucker	*Mohn*
½ Tasse warmes Wasser	*Sesamsamen*

Hefe in warmem Wasser auflösen, 1 TL Zucker einrühren und 10 Minuten gehen lassen, bis die Hefe aufgeht. Joghurt glattrühren, mit 2 TL Zucker, ½ Tasse warmem Wasser, 1 geschlagenen Ei und der Becel-Margarine mischen und in die Hefelösung geben. 2 Tassen Mehl in eine Schüssel sieben, in die Mitte eine Delle machen und die Mischung hineingeben, mit einem Holzlöffel so lange schlagen, bis ein geschmeidiger Teig entstanden ist. Das restliche Mehl nach und nach dazugeben und, wenn der Teig fest wird, mit den Händen weiterkneten, bis er glatt und elastisch ist. Kugel formen, bei Raumtemperatur ruhen lassen. Inzwischen Schüssel mit warmem Wasser anwärmen, austrocknen, gut einfetten, Teig hineingeben und drehen, bis die Oberfläche gut eingefettet ist. Abdecken und warm stellen, bis sich das Volumen verdoppelt hat. Teig in 8 Teile teilen, nochmals 10 Minuten ruhen lassen. Backofen auf 230°C vorheizen. Zwei ungefettete Backbleche einschieben. Teigstücke zu runden Scheiben formen — Mitte dünn, Rand dicker — dann ein Ende länglich ziehen. Mit geschmolzener Becel einpinseln und mit Mohn- oder Sesamsamen bestreuen. Auf jedes Backblech 2—3 Brote geben, ca. 10 Minuten backen.

Jetzt kommt noch ein Snack, damit man vor dem Fernseher nicht verhungern muß:

Sev
Knabbergebäck

1½ Tassen Kichererbsen-
mehl
¾ Tasse gemahlener Reis
1½ TL Garam Masala
½ TL Chili
½ TL Ajawansamen

½ TL Kümmel
1½ TL Salz
3 EL geschmolzene Becel
ca. ¾ Tasse Wasser
Distelöl

Mehl in einer Schüssel mit Reis und Gewürzen vermischen. Becel gleichmäßig in der Mischung verteilen. Das Wasser hineinkneten, bis der Teig fest ist. Öl in tiefer Pfanne oder einer Friteuse erhitzen. Teig durch einen Spätzlehobel drücken und ausbacken. Luftdicht verschlossen aufbewahren.

Die fremdartigen Zutaten für dieses Rezept gibt es in Gewürzhäusern oder ostasiatischen Läden. Sev sind würzige kleine Nudeln, die als Snack gegessen werden und in jedem Fall gesünder sind als Kartoffelchips oder ähnliches.

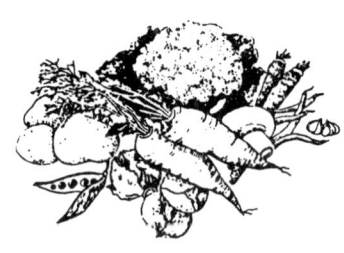

Wieder einmal zunächst Europa:

Gazpacho aus Spanien
Kalte Gemüsesuppe

Die folgenden Gemüse alle in der Moulinette, mit einem Schneidestab oder im Mixer pürieren:

1 Tasse Tomaten, enthäutet	*1 kleine Zwiebel*
	3 EL Paniermehl
1 Tasse Gurken, geschält	*2 EL gemahlene Mandeln*
1 Tasse rote Paprikaschoten	*1 TL Salz*
	1 Msp weißer Pfeffer
1 EL Petersilie	*¹/₁₀ l Distelöl*
1 EL Bleichsellerie	*gut 0,7 l trockener Weißwein*
1—2 Knoblauchzehen	

Das Paniermehl in wenig Wein einweichen, dann ganz glattrühren (am besten im Mixer), Knoblauch, Salz und Pfeffer dazugeben und dann nach und nach Öl und Mandeln. Wenn ein dicker Brei entstanden ist, den restlichen Weißwein untermischen und zum Schluß die Gemüse. Für mindestens 1 Stunde kalt stellen. Mit einem Brötchen oder einem Knoblauchbrot ist dies eine herrlich erfrischende Mahlzeit für heiße Sommerabende.

Gedünstete Champignons
auf griechische Art

450 g kleine Champignons
Saft von 1 Zitrone
200—250 g Tomaten
6 EL Distelöl
6 EL Wasser
Salz

frischgemahlener Pfeffer
1 großes Lorbeerblatt
10 Koriandersamen
1 Zweig Petersilie oder
Thymian

Champignons putzen, vorsichtig waschen und abtrocknen, mit Zitronensaft einreiben. Die Tomaten schälen und kleinhacken. Alle anderen Zutaten in einen Topf geben, aufkochen und 3 Minuten köcheln. Tomaten und Pilze dazugeben und für 7—8 Minuten leicht köcheln. Pilze herausheben und die Sauce noch einige Minuten weiterkochen. Über die Pilze gießen und abkühlen lassen.

Tzatziki aus Griechenland

2 kleine Becher Mager-
joghurt
6—7 cm Gurke, geschält
1 Frühlingszwiebel
2 Knoblauchzehen

1 Prise grüner Pfeffer
Salz
schwarzer Pfeffer
2 TL Distelöl

Frühlingszwiebel, Gurke und Knoblauch mahlen, in das Joghurt einrühren und mit den Gewürzen abschmecken. Gut gekühlt servieren.

Aus Asien noch zwei Salate:

Krautsalat mit Sesamsamen

1 kleiner Kopf Weißkraut	*Salz*
Essig	*Pfeffer*
Distelöl	*3 EL Sesamsamen*

Das Weißkraut hobeln, waschen, in Schichten mit Salz bestreuen und 1 Stunde ziehen lassen. Das Salz abspülen. Mit Essig, Öl, Pfeffer und Salz anmachen. Die Sesamsamen hellbraun rösten und untermischen. Der Geschmack läßt sich durch Zugabe einiger Tropfen Sesamöl noch intensivieren.

Sojasprossensalat

500 g Sojasprossen	*1 TL dunkle Sesamsamen*
2 EL helle Sojasauce	*1 TL helle Sesamsamen*
1 TL Pflaumenwein	*1 EL Schnittlauch*
Pfeffer	*1 TL Balsamessig*
Salz	*1 Frühlingszwiebel*
1 Prise Zucker	*1 Knoblauchzehe*

Die Sojasprossen in etwas heißem Distelöl kurz wenden, abtropfen lassen. Sojasauce, Pflaumenwein, Pfeffer, Salz und Zucker verrühren und einmal aufkochen. Sesamsamen rösten und mit den restlichen Zutaten in die Sauce rühren, über die Sojasprossen geben und 15 Minuten ziehen lassen.

Shiitake-Salat mit Tofucroûtons

(Foto Seite 176)

150 g Tofu
1/8 l Sojaöl
2 Knoblauchzehen
200 g Shiitake-Pilze
1 rote Paprikaschote

200 g Feldsalat
2—3 EL Apfelessig
2 EL Sojasauce
schwarzer Pfeffer aus der
Mühle

Den Tofu in einem sauberen Küchentuch trockentupfen. In kleine Würfel mit knapp 1 cm Kantenlänge schneiden. Vom Öl 5—6 EL für die Sauce abnehmen. Den Rest in einer Sauteuse oder tiefen Pfanne erhitzen und die geschälten, halbierten Knoblauchzehen darin leicht bräunen. Die Knoblauchzehen herausnehmen. Die Tofuwürfel in dem Öl unter häufigem Wenden goldgelb braten. Mit einem Schaumlöffel herausheben und auf Haushaltspapier abtropfen lassen.

Die Pilze putzen und die Stiele herausdrehen. Die Köpfe in dünne Scheiben schneiden und in dem heißen Knoblauchöl braten. Ebenfalls mit dem Schaumlöffel herausnehmen und auf Haushaltspapier abtropfen lassen.

Die Paprikaschote waschen, putzen und in Würfel schneiden. Den Feldsalat putzen, gründlich waschen und trockentupfen. Auf vier Tellern verteilen, Pilze und Paprikawürfel daraufgeben und mit Tofucroûtons bestreuen.

Essig und Sojasauce verrühren, dann tropfenweise das abgenommene Öl unterrühren. Die Vinaigrette über den Salat träufeln und den Salat nach Belieben mit Pfeffer übermahlen.

Cole Slaw
Krautsalat auf amerikanische Art

1 kleiner Weißkohl,
gehobelt
3 EL Rohrzucker
3—4 EL Weinessig
2 EL Wasser

2 TL Selleriesamen
2 TL Salz
1 Prise Pfeffer

Alle Zutaten miteinander vermischt über den Weißkohl geben und gut durchmischen. Mindestens 30 Minuten ziehen lassen.

Zu Abwechslung oder für eine größere Personenzahl serviert man in den Staaten auch gerne Krautsalat nach dem folgenden Rezept:

Cole Slaw

Für 6—8 Personen:

1 großer Weißkohl,
gehobelt
5 EL Distelöl
1 grüner Gemüsepaprika
1 roter Gemüsepaprika
(beide in Streifen)
2 Tomaten, gewürfelt
1 Karotte, geraspelt

1 Stange Bleichsellerie,
gewürfelt
1 große Zwiebel, in halbe
oder viertel Ringe
geschnitten
1 TL Salz
1 TL Senf, mittelscharf
1 Tasse Essig
1 Tasse Rohrzucker

Die vorbereiteten Gemüse in einer Schüssel vermischen. Zucker, Essig, Öl, Salz, Senf miteinander verschlagen und unter Rühren erhitzen, bis der Zucker sich aufgelöst hat. Einmal aufkochen und über die Gemüsemischung gießen. Abkühlen lassen und gut gekühlt servieren.

Wilder Reis

ist eigentlich gar kein Reis, sondern der Samen einer Grasart, die im Norden der Vereinigten Staaten und in Kanada zu Hause ist. Sehr aromatisch, aber leider auch sehr teuer, weil die Ernte schwierig und mit hohen Personalkosten verbunden ist. Man kann deshalb den Wilden Reis auch mit normalem Reis vermischen, sollte dann aber darauf achten, daß Wilder Reis etwa doppelt so lange kochen muß, bis er gar ist.

Grundrezept:

100 g Wilder Reis
1 l Wasser
Salz
1 EL Distelöl

Variation:

1 Dose Champignons in
Scheiben
1 EL gehackte Petersilie
1 Knoblauchzehe

Den Reis gründlich waschen. Salzwasser mit Öl aufsetzen, zum Kochen bringen, den Reis hineingeben und zugedeckt bei niedriger Temperatur ca. 45 Minuten quellen lassen. Abschütten, mit Salz und evtl. etwas Pfeffer abschmecken.
Für die Variation die Champignons goldbraun braten, mit Petersilie und Knoblauch vermischen und unter den abgetropften Reis rühren.

Aus dem Süden der Vereinigten Staaten kommen die folgenden Rezepte:

Braune Sauce

1 EL Becel-Margarine	*gut ½ l selbstgekochte*
(zum Braten)	*Brühe (s. Seite 37)*
1 EL Mehl	*Salz*
	Pfeffer

Die Margarine erhitzen, das Mehl reinstreuen, unter Rühren gleichmäßig bräunen, die Brühe nach und nach angießen. Mit Salz und Pfeffer abschmecken.

Kreolische Sauce

120 g Becel-Margarine	*3 Lorbeerblätter*
(zum Braten)	*3—4 TL Thymian*
1 gehackte Zwiebel	*Salz*
1 Peperoni, gehackt	*Pfeffer*
4 Stangen Bleichsellerie,	*1 EL Zucker*
gehackt	*4 EL Maisstärke*
2 große Dosen Tomaten	*⅛ l Wasser*
2 große Dosen Tomaten-	
püree	

Margarine in einem 2-Liter-Topf schmelzen. Alle Zutaten außer Stärke und Wasser hinzufügen. Bei mittlerer Hitze ca. 1 Stunde kochen, bis der Sellerie weich ist. Stärke und Wasser in einer Schale glattrühren. In die Gemüsemischung einrühren und nochmals 20 Minuten kochen.
Diese Sauce paßt zu vielen Fleisch und Gemüsegerichten. Da man selten die ganze Menge brauchen wird, kann man den Rest portionsweise einfrieren.

Kreolische Kräutersauce

100—120 g Becel-
Margarine (zum Braten)
1 Bund Frühlingszwiebeln,
fein gehackt
12 frische Champignons,
gehackt
1 EL gehackte Petersilie
1 TL Thymian (möglichst
frisch und gehackt)

1 TL Oregano
4 Knoblauchzehen, zer-
drückt
4 Tassen Braune Sauce
(siehe Seite 161)
gut $^1/_8$ l Rotwein
Saft von $^1/_2$ Zitrone

Margarine in einer Pfanne schmelzen, Zwiebeln, Pilze
und Petersilie hineingeben und dünsten, bis diese trok-
ken sind. Thymian, Oregano, Knoblauch und Braune
Sauce dazugeben und umrühren. Den Rotwein dazugießen und ca. 30 Minuten kochen. Den Zitronensaft dazugeben und abschmecken. Paßt zu Rind- sowie Kalbfleisch und Hähnchen.

Tofu-Orangen-Creme

3 Orangen (davon
1 unbehandelt)
4 eingelegte Ingwer-
pflaumen
200 g Tofu
2 Stück Zwieback
3 cl Orangenlikör

2 EL flüssiger Honig
1 Prise gemahlener
Koriander
1 kleiner Becher Mager-
joghurt
1 Päckchen Vanillezucker
$^1/_2$ Granatapfel

Die unbehandelte Orange waschen, abtrocknen, die
Schale abreiben und zugedeckt zur Seite stellen. Die

Frucht auspressen. Die zweite Orange schälen und filetieren, die Filets würfeln.

Den Granatapfel halbieren und die Kerne herauslösen. Die Ingwerpflaumen ebenfalls würfeln. Den Tofu abtropfen lassen, mit Haushaltspapier abtupfen und mit einer Gabel grob zerdrücken. Zusammen mit dem Zwieback in den Mixer geben und bei niedriger Stufe cremig rühren, dabei nach und nach Orangensaft, Likör und Honig einlaufen lassen.

Die Creme mit Orangen- und Ingwerwürfeln und dem Koriander vermischen, zugedeckt 2—3 Stunden kühl stellen.

Den Joghurt mit dem Vanillezucker, die geriebene Orangenschale hinzufügen. Erst jetzt die letzte Orange schälen und filetieren. Die Creme auf vier Teller verteilen, mit Orangenstücken, Granatapfelkernen und Joghurttupfen garnieren.

Süßkartoffeln nach Art von New Orleans

500 g Süßkartoffeln   *50 g Zucker*
Saft von 2 Zitronen

Süßkartoffeln waschen und sehr gründlich abbürsten. Im auf ca. 170—180°C vorgeheizten Backofen 1 Stunde backen, dabei etwa nach einer Viertelstunde die Kartoffeln oben und unten je einmal einstechen. Nach einer Stunde Backzeit herausnehmen und noch heiß schälen. In Würfel mit einer Seitenlänge von 3—4 cm schneiden. In eine Bratform schichten und mit dem Zitronensaft und dem Zucker beträufeln und bestreuen. Nochmals 30 Minuten backen.

In Mexiko bäckt man würziges Fladenbrot aus Mais, der ja gegen Cholesterin wirksam sein soll:

Maistortillas

250 g Polentamehl, fein	*gut 3 dl Wasser*
Salz	*etwas Distelöl*

Mehl und Salz nach und nach mit dem Wasser zu einem weichen, aber festen Teig verkneten. 12 Bälle daraus formen und kalt stellen. Nach etwa 1 Stunde die Bälle zu dünnen Pfannkuchen ausrollen und in wenig Öl von beiden Seiten je 1—1½ Minuten backen. Warm stellen und mit Salat, Tomaten, Fisch, Chili con Carne oder dergleichen servieren.

Übrigens: wenn man die Tortillas nicht in der Pfanne, sondern in der Friteuse zubereitet, am besten einmal leicht gefaltet, ohne daß die Seiten aneinanderhaften, dann erhält man die etwas festeren und knusprigeren Tacos, die man dann mit Chili und Salat füllen und gleich aus der Hand essen kann.

Zum Schluß noch ein echter amerikanischer *Apple Pie:*

Apfeltorte

knapp 250 g Mehl	*etwas Wasser*
125 g Becel-Margarine	*1 kg Äpfel*
1 Prise Salz	*125—150 g Fruchtzucker*
1 Ei	*etwas Aprikosen-*
	marmelade

Das Mehl sieben und mit Margarine und Salz zu einer krümeligen Mischung verarbeiten. Das Ei schlagen und mit ein wenig Wasser nach und nach hinzufügen, bis ein fester Teigklumpen entstanden ist. Noch ein wenig kneten und dann für rund 2 Stunden kalt stellen. Inzwischen die Äpfel schälen, die Kerngehäuse entfernen und vierteln, danach in dünne Scheiben schneiden. Teig ausrollen. Eine flache Form von 24 cm Durchmesser leicht mit Distelöl einölen, mit etwas Mehl ausstreuen, und den Teig darin auslegen. Einige Male mit einer Gabel einstechen. Die Apfelscheiben ringförmig auf dem Teig anordnen, wobei von außen angefangen wird, und jede Schicht mit Fruchtzucker bestreuen. Bei 180°C im Backofen etwa 30 Minuten backen. Dann die Äpfel mit einem scharfen Messer einstechen und weitere 10 Minuten backen, wenn sie noch hart sind. 2 EL Aprikosenmarmelade in einer kleinen Pfanne erwärmen und als Glasur über die Torte streichen. Das Gebäck gut beobachten und gegebenenfalls mit Alufolie abdecken.

Leicht anzupassende Rezepte

In diesem — leider nur kurzen — Kapitel finden Sie einige Rezepte, die besonders leicht anzupassen sind, wenn beispielsweise nur ein Familienmitglied einen hohen Cholesterinspiegel hat und alle anderen ungehemmt in Fett schwelgen wollen.

Ein paar derartige Rezepte sind auch schon in den anderen Abschnitten enthalten, aber hier folgen noch einige, wo die Abwandlung doch auch eine merkbare Geschmacksänderung zur Folge hat.

Das erste eignet sich für Abendbrote ebensogut wie als Beilage für Fisch, Steaks und eigentlich fast alles.

Knoblauchbrot

1 Stangenbrot	*Pfeffer*
2 Knoblauchzehen	*Salz*
100—120 g Becel-	*Distelöl*
Margarine	

Das Stangenbrot von oben einschneiden, so daß dicke Scheiben entstehen, die aber unten noch fest zusammenhängen müssen. Die Knoblauchzehen zerdrücken und mit Salz und Pfeffer in die Margarine einmischen. Die zusammenhängenden Brotscheiben von beiden Seiten mit dieser Mischung bestreichen. Das Brot auf ein Backblech legen. Einige Tropfen Öl darüberträufeln und in dem auf 180°C vorgeheizten Backofen 3—5 Minuten überbacken.

Auch hier ist es wieder sehr leicht, für die Familienmitglieder ohne Cholesterinprobleme die Knoblauchmischung nicht mit Margarine, sondern mit Butter herzustellen und das Brot entsprechend zu unterteilen. Damit man das mit Butter bestrichene Brot besser erkennt — und wegen des Geschmacks! — kann man diesen Teil des Brotes mit mildem Reibekäse bestreuen.

Gemüseauflauf mit Ei

Dieses Rezept ist am einfachsten zu kochen in einem Topf, den man auf der Kochplatte *und* in der Backröhre benutzen kann.

2—3 Auberginen	*ca. 300 g Okra*
2—3 Zucchini	*2—3 Tomaten*
Distelöl	*Knoblauchscheiben*
1 Zwiebel	*(2 Zehen)*
½ l Tomatencoulis	*Eier*
(siehe Seite 51)	

Auberginen und Zucchini in Scheiben schneiden und salzen. Nach einigen Minuten abspülen. Öl im Topf erhitzen, Zwiebel in Ringe schneiden und anbraten, Auberginen und Zucchini dazugeben, Okra putzen und längs durchschneiden, mitbraten. Tomaten in Scheiben schneiden und kurz mit in den Topf geben. Alles mit Tomatencoulis übergießen, Knoblauchscheiben untermischen, nach Geschmack leicht nachwürzen. Die Eier aufschlagen, für den Patienten an einem Ende des Topfes nur Eiweiß auf das Gemüse gleiten lassen, für die anderen die übrigen Eigelb und ganzen Eier nach Bedarf daraufgeben, ganz leicht pfeffern und salzen und in der Röhre überbacken, bis das Eiweiß gestockt ist.

Keniabohnen

500 g Keniabohnen　　　　*1 TL Knoblauchpaste*
Distelöl　　　　　　　　　*1 kleine Prise Salz*
1 Msp grüner Pfeffer

Die Bohnen waschen, vorbereiten und in sprudelndem Salzwasser 5 Minuten ankochen, abschrecken. Abtropfen lassen, und in heißem Distelöl mit den Gewürzen bei möglichst niedriger Temperatur ca. 12 Minuten gar dünsten.
Für diejenigen, die nicht Diät halten müssen, kann man das Ganze etwas veredeln, indem man nach dem Abschrecken einen Teil der Bohnen bündelweise in *Frühstücksbacon(-speck)* einwickelt, diesen mit Zahnstochern feststeckt und in separatem Topf die Bohnenbündel ebenso dünstet wie die anderen Bohnen.

Besonders günstig abzuwandeln sind natürlich Suppen und Eintöpfe, deshalb folgt hier noch eine kleine Auswahl.

Kartoffeleintopf

1—2 l Brühe (s. Seite 37)	*1 Spritzer Speisewürze*
1 kg Kartoffeln	*Salz*
4—5 Blumenkohlröschen	*Petersilie*
1 Handvoll Prinzeßbohnen	*2 Knoblauchzehen*
1 Karotte	*1 Zwiebel*
1 Handvoll Erbsen	*Distelöl*
4 Becel-Würstchen	

Kartoffeln schälen, in dünne Scheiben schneiden und mit der Brühe zum Kochen bringen. Die anderen Gemüse und das Salz dazugeben, ca. 25 Minuten kochen. Mit dem Pürierstab im Topf grob pürieren, die Würstchen hineinschneiden und mit den Gewürzen abschmecken. Im Distelöl Zwiebelringe goldgelb braten und in die Suppe rühren.

Für die Familienmitglieder, die keine Diät halten, kann man einen Markknochen grillen und das Mark, nach Entnahme des Diätanteils, in die Suppe schneiden. Auch ein Löffel Crème fraîche paßt sehr gut dazu.

Kartoffelsuppe

1 kg Kartoffeln
1 Bund Suppengrün
1 Zwiebel
1 Beutel Fleischbrühe
(selbstgekocht, siehe
Seite 37)
5 Pfefferkörner
Distelöl

1 Lorbeerblatt
2 Nelken
Petersilie
4 Becel-Würstchen
1 Schuß Speisewürze
Pfeffer
Salz

Brühe schmelzen, Kartoffeln schälen, würfeln und in der Brühe mit dem kleingeschnittenen Suppengrün, den Pfefferkörnern, dem Lorbeerblatt und den Nelken gut 30 Minuten kochen. (Die Gewürze am besten in einem Tee-Ei in die Brühe hängen lassen, damit man sie leicht wieder herausnehmen kann.)

Gewürze herausnehmen, Kartoffeln und Suppengrün stampfen und cremig rühren. Würstchen hineinschneiden, mit der gehackten Petersilie, Speisewürze, Pfeffer und Salz abschmecken. Zum Schluß die Zwiebel in Streifen schneiden, in Distelöl goldbraun braten und über die Suppe geben.

Wenn nicht alle diät essen wollen, kann man jetzt wieder einen Teller Suppe aus dem Topf schöpfen und warm stellen. Den Rest mit dem kleingeschnittenen Mark aus einem separat gebratenen Markknochen und 1 EL Crème fraîche verfeinern.

Erbseneintopf

500 g getrocknete grüne   Distelöl
Erbsen   1 Lorbeerblatt
3 Kartoffeln   2 Nelken
1 Bund Suppengrün   Petersilie
1 Zwiebel   4 Becel-Würstchen
1 Beutel Fleischbrühe   1 Schuß Speisewürze
(selbstgekocht, siehe   Pfeffer
Seite 37)   Salz
5 Pfefferkörner

Erbsen gut waschen und über Nacht einweichen. Brühe schmelzen, Kartoffeln schälen, würfeln, Suppengrün putzen und klein schneiden. Erbsen, Kartoffeln Suppengrün, Pfefferkörner, Lorbeerblatt und Nelken ca. 2 Stunden kochen. (Die Gewürze am besten in einem Tee-Ei in die Brühe geben, damit man sie leicht wieder herausnehmen kann.) Oft umrühren. Gewürze herausnehmen, rühren. Würstchen hineinschneiden, mit der gehackten Petersilie, Speisewürze, Pfeffer und Salz abschmecken. Zum Schluß die Zwiebel in Streifen schneiden, in Distelöl goldbraun braten und über die Suppe geben.
Wenn nicht alle diät essen wollen, kann man jetzt wieder einen Teller Suppe aus dem Topf schöpfen und warm stellen. Den Rest mit dem kleingeschnittenen Mark aus einem separat gebratenen Markknochen und 1 EL Crème fraîche verfeinern.

Linseneintopf

500 g Linsen
3 Kartoffeln
1 Bund Suppengrün
1 Zwiebel
1 Beutel Fleischbrühe
(selbstgekocht, siehe
Seite 37)
5 Pfefferkörner
1 Schuß Essig

Distelöl
1 Lorbeerblatt
2 Nelken
Petersilie
4 Becel-Würstchen
1 Schuß Speisewürze
Pfeffer
Salz

Linsen gut waschen und über Nacht einweichen. Brühe schmelzen, Kartoffeln schälen, würfeln, Suppengrün putzen und klein schneiden. Linsen, Kartoffeln, Suppengrün, Pfefferkörner, Lorbeerblatt und Nelken ca. 2 Stunden kochen. (Die Gewürze am besten in einem Tee-Ei in die Brühe hängen lassen, damit man sie leicht wieder herausnehmen kann.) Oft umrühren. Gewürze herausnehmen, rühren. Würstchen hineinschneiden, mit der gehackten Petersilie, Speisewürze, Pfeffer, Salz und Essig abschmecken. Zum Schluß die Zwiebel in Streifen schneiden, in Distelöl goldbraun braten und über die Suppe geben.
Wenn nicht alle diät essen wollen, kann man auch hier wieder einen Teller Suppe aus dem Topf schöpfen und warm stellen. Den Rest mit dem kleingeschnittenen Mark aus einem separat gebratenen Markknochen und 1 EL Crème fraîche verfeinern.

Grünkerneintopf

1 Päckchen Grünkern	*1 Päckchen Suppen-*
Distelöl	*gemüse*
Lorbeer	*1 Zwiebel*
schwarzer Pfeffer	*Distelöl*
2 Nelken	

Grünkern in Distelöl anbraten, mit Wasser, Lorbeer, schwarzem Pfeffer und 2 Nelken weichkochen. Kurz vor Ende der Garzeit das Suppengemüse dazugeben und noch ca. 20 Minuten mitkochen. Inzwischen Zwiebel in Ringe schneiden und in Öl rösch braten. In den fertigen Eintopf rühren und nach Geschmack würzen.

Das war cholesterin*frei.* Wollen Sie dasselbe cholesterin-*arm,* dann kochen Sie mit dem Grünkern ein kleines Stück Tafelspitz oder 1—2 Hähnchenbrustfilets.

Und wenn die anderen Familienmitglieder die Diät nicht mitessen wollen, sondern mehr für Speck und Markknochen schwärmen, dann nehmen Sie

1—2 Markknochen	*50 g Speckwürfel*
2 EL Crème fraîche	

braten die Markknochen in der Röhre und den Speck in der Pfanne, lösen das Mark aus den Knochen und geben es mit dem Speck an den Eintopf, nachdem Sie die Portion für den Patienten beiseite gestellt haben und rühren noch die Crème fraîche hinein.

Müslivariationen

Und last, but not least die Rezepte für Frühstücksmüsli, die für einen guten Tagesbeginn sorgen und ganz erheblich zu einer vollwertigen Ernährung beitragen.
Um die Vitalstoffe des vollen Korns wirklich ausnutzen zu können, sollten Sie einem

Frischkornmüsli

den Vorzug geben. Dafür benötigen Sie allerdings eine kleine Getreidemühle, mit der Sie das Korn am Vorabend mahlen. Eine Füllung reicht bei normalem Appetit für 2 erwachsene Personen.

Für 1 Person:

2—3 EL Weizenkörner aus biologischem Anbau
ca. 1 Tasse Wasser zum Einweichen
1 Apfel oder ½ Banane
Saft von ½ Zitrone

1 EL Haselnüsse oder Mandeln
1—2 EL Rosinen
Honig oder flüssiger Süßstoff nach Geschmack
2 EL Magermilch oder
½ Becher Magerjoghurt

Am Vorabend das gemahlene Getreide in Wasser einweichen, dabei die Rosinen gleich mit hineingeben, so daß sie schön aufquellen. Am nächsten Morgen den geraffelten Apfel (vorher waschen und mit der Schale zerkleinern) oder die zerquetschte Banane, den Zitronensaft, die geriebenen Nüsse oder Mandeln, Milch oder Joghurt, Honig oder Süßstoff nach Geschmack zufügen und verrühren.

Nach derselben Methode können Sie auch ein

Sechskornmüsli

zubereiten, wobei hier natürlich den Grundstock eine im Reformhaus gekaufte Sechskornmischung (aus Weizen, Roggen, Hafer, Gerste, Hirse und Buchweizen) bildet. Die Methode ist dieselbe, allerdings müssen Sie nicht immer Apfel oder Banane zugeben. Hier sind Ihrer Fantasie kaum Grenzen gesetzt, so daß Sie Früchte je nach Angebot und Belieben zufügen können.
Falls das Frischobstangebot einmal sehr mager ist — z. B. im Winter — können Sie auch Trockenfrüchte (ungeschwefelt!) wie Backpflaumen, Aprikosen, Dörräpfel, Birnen und Feigen verwenden. Diese am besten immer gleich mit einweichen, wobei — je nach Zugabe — natürlich mehr Wasser vonnöten sein wird als im obigen Rezept angegeben. Sie werden es sicher bald »aus dem Handgelenk« beherrschen.

Eine völlig cholesterinfreie Version des Frühstücksmüslis wäre ein

Saftmüsli

wobei nur wenig Wasser zum Einweichen des Getreideschrots verwendet und statt Zitronensaft möglichst frisch ausgepreßter Orangen-, Pampelmusen-, Birnen-, Apfel- oder Karottensaft untergerührt wird.

Und keine schlechte Abwechslung ist auch das

Sanddornmüsli

für das Sie einfach im Reformhaus gekauften Saft, der übrigens sehr vitaminreich ist und Erkältungskrankheiten vorbeugt, verwenden. Davon 1—2 EL ins fertige — vorgeweichte — Müsli geben.

Falls Sie keine Lust haben, das Frischkorn selbst zu mahlen, können Sie auch ein — ebenfalls sehr wohlschmeckendes — Müsli aus simplen Haferflocken herstellen:

Haferflockenmüsli

Für 1 Person:

2—3 EL Haferflocken
1 Glas Magermilch
1 Apfel oder ½ Banane
oder anderes Obst
1 EL Rosinen oder Backpflaumen

1 EL Mandeln oder Haselnüsse
evtl. 1 EL Weizenkleie
Zitronensaft oder Orangensaft nach Belieben
flüssiger Süßstoff

Die Haferflocken am Vorabend in Milch einweichen, Rosinen oder Backpflaumen (diese zerkleinert) hinzufügen. Am nächsten Morgen den mit der Schale geraffelten Apfel oder die zerquetschte Banane, bzw. beliebiges anderes zerkleinertes Obst zugeben. Mandeln oder Nüsse, Fruchtsaft und gegebenenfalls Weizenkleie untermischen. Mit Süßstoff abschmecken.

Schließlich gibt es auch noch die Möglichkeit, eine fertige Sechskornflocken-Mischung (ungezuckert!) zu kaufen und diese nach Belieben aufzubereiten (Trockenfrüchte, Nüsse oder Mandeln, evtl. Leinsamen zufügen) und vorzugsweise in Wasser vorgeweicht mit Saft oder Magermilch, bzw. Magerjoghurt auf den Tisch zu bringen.
Mittlerweile gibt es auch in Supermärkten schon derlei Reformprodukte, die ungesüßt und ohne Konservierungsstoffe etc. auf den Markt kommen. Jedoch auch hier gilt wieder: Lesen Sie die Liste der Zutaten genau!

Wochenpläne für eine ausgewogene Ernährung

Was ich Ihnen jetzt noch anbiete, sind Vorschläge für die Menüplanung, jeweils für eine Woche. Eine gewisse Schwierigkeit besteht hier darin, daß Sie sicher alle ganz verschiedene Gewohnheiten haben (für mich persönlich heißt Frühstück z. B. vor allem: Kaffee, Kaffee, Kaffee!), und da auch die Tageseinteilungen sich aufgrund der beruflichen Erfordernisse stark voneinander unterscheiden werden, habe ich drei verschiedene Pläne aufgestellt, die Anregungen für die tägliche Nahrungszufuhr geben sollen, und zwar:

A für diejenigen, die drei Mahlzeiten täglich einnehmen, wobei das Mittagessen die Hauptmahlzeit ist.

B für Berufstätige, die morgens und abends zu Hause essen und für die Mittagsmahlzeit am liebsten etwas von zu Hause mitnehmen, das man kalt essen kann, weil sie im Betrieb Schwierigkeiten haben, etwas zu finden, das ihrer Diät entspricht.

C für Menschen, welche die Möglichkeit und die Zeit haben, sehr gesund zu leben und die ärztlich empfohlenen fünf kleineren Mahlzeiten pro Tag zu sich zu nehmen.

Natürlich handelt es sich hierbei nur um Vorschläge — innerhalb der beiden großen Kategorien *cholesterinarm* und *cholesterinfrei* sind ja alle Mahlzeiten jeweils untereinander austauschbar und auch vielseitig miteinander kombinierbar.

Auf jeden Fall habe ich mich darum bemüht, die Speisenfolgen so abzustimmen, daß praktisch jeden Tag frische Vitamine, Knoblauch und Milchprodukte auf den Tisch kommen.

Übrigens, zu den Milchprodukten noch einen Tip: Nachdem Sie ja immer nur Magermilchprodukte verwenden dürfen und beispielsweise zu Cornflakes und Müsli vielleicht kein Magermilchjoghurt oder ähnliches mögen, Magermilch mit 0,3 % Fettgehalt aber schwer zu bekommen ist, dann rühren Sie sich Ihre Magermilch mit Magermilchpulver selbst an. Das schmeckt erstaunlich gut! Außerdem kann man das Magermilchpulver auch sehr schön anstelle von Kaffeesahne oder Crème fraîche zum Abrunden von Speisen verwenden.

Um Ihnen umständliche Berechnungen zu ersparen, habe ich pro Tag jeweils nur eine Mahlzeit mit cholesterinhaltigen Zutaten eingeplant. Lediglich bei Fisch habe ich den Cholesteringehalt nicht berücksichtigt, denn sicher werden Sie ja ohnehin nur noch Fischsorten kaufen, die eine günstige Wirkung auf Cholesterin und LDL haben.

Außerdem habe ich bei den Mahlzeiten, die eine cholesterinhaltige Zutat enthalten (a), immer noch eine völlig cholesterinfreie Alternative (b) angeboten für diejenigen, die wirklich ganz und gar auf tierische Fette verzichten müssen oder wollen.

A 3 Mahlzeiten pro Tag — Hauptmahlzeit mittags

	Frühstück	Mittagessen	Abendessen
Montag	Fruchtquark mit Knäckebrot	a) Elsässer Bäckerofen b) Gemüseauflauf mit Ei(weiß)	Maissalat Pfirsich in Weißwein
Dienstag	Geleebrot mit Becel	Knoblauchspaghetti	a) Brötchen mit Corned Beef b) Vollkornbrötchen mit Tzatziki
Mittwoch	Sanddornmüsli	a) Spaghetti Bolognese b) Spaghetti mit Pilzen	Knoblauchbrot, gemischter Salat
Donnerstag	a) Brötchen mit Truthahnbrust b) Fruchjoghurt mager mit Getreideflocken	Chinakohl mit Chili und Knoblauch	Sojasprossensalat, dazu beliebiges Fladenbrot
Freitag	Fruchtquark mit Getreidekörnern, über Nacht eingeweicht	a) Lachs in der Folie, gegrillte Auberginen, Kartoffelpüree b) Pilzgulasch mit Pellkartoffeln	Raita und Dinkelbrot, Apfel im Schlafrock
Samstag	Frischkornmüsli	a) Bohnensuppe mit Nudeln b) Gebratener Gemüsereis	Krautsalat mit Sesamsamen, dazu Vollwertbrot
Sonntag	Obstquark mit Knäckebrot	a) Pfeffersteak mit Keniabohnen b) Ratatouille mit Grünkernbrot	Gazpacho, Vollkorntoast Birne in Rotwein

B **3 Mahlzeiten pro Tag — Hauptmahlzeiten mittags (kalt) und abends (warm)**

	Frühstück	*Mittagessen*	*Abendessen*
Montag	Cornflakes mit Honig und Magermilch	Kalte Ratatouille, Vollkornbrötchen	a) Frikadelle, gemischter Salat b) Vollkornbrating, gemischter Salat
Dienstag	Haferflockenmüsli	Bohnensalat mit Fladenbrot	a) Bahmi Goreng b) Polenta, süß oder salzig
Mittwoch	Magerquark mit Honig, dazu Vollkorntoast	Maissalat mit Knäckebrot	a) Erbseneintopf b) Gebratener Reis mit Pilzen
Donnerstag	Frischkornmüsli	a) Nudelsalat b) Cole Slaw, Grünkernbrot	Pellkartoffeln mit Quark
Freitag	Saftmüsli	Gazpacho mit Vollkornbrötchen	a) Fischpakoras, Salat b) Backofenkartoffeln mit Kräuterjoghurt, Obst
Samstag	Vollkornbrot mit Becel und Honig	Kalte Tortillas mit Tzatziki	a) Pfeffersteak mit Knoblauchbrot b) Gegrillte Auberginenscheiben mit Knoblauchbrot
Sonntag	Fruchtquark Vollkornbrötchen mit Becel	Warme oder kalte Ratatouille mit Fladenbrot	a) Zitronenhähnchen, Reis b) Gedünstete Champignons auf griechische Art, Rösti

C 5 kleinere Mahlzeiten

	1. Frühstück	2. Frühstück	Mittagessen	Kaffeepause	Abendessen
Montag	Knäckebrote mit Becel und Honig	Raita	a) Geschnetzeltes mit Pilzen b) Gebratener Reis mit Pilzen	Crêpes Suzette	Zwiebelsuppe mit Vollkornbrot
Dienstag	Sechskornmüsli	Obst	Nudeln mit Tomatensauce	Sev (Knabber-gebäck)	a) Sülze »mit Musik« b) Handkäse »mit Musik«, dazu jeweils Vollkornbrot
Mittwoch	Sanddornmüsli	Fruchtjoghurt mager	a) Risotto auf Mailänder Art b) Gebratener Gemüsereis	Apfel im Schlafrock	Knoblauchbrot, gemischter Salat
Donnerstag	Obstquark, Voll-kornknäckebrot	Maistortillas mit Tomaten	a) Sagwallah-Fleisch b) Burta mit Fladenbrot	Apfeltorte	Rösti mit gemischtem Salat
Freitag	Cornflakes mit Orangensaft	Kräuterquark	a) Seezunge mit Mandeln, Schloßkartoffeln b) Spinatsuppe, Knoblauchbrot	Makronen	Sojasprossensalat, Aloo Poori-Fladenbrot
Samstag	Vollkornbrot mit Becel und Fruchtgelee	Fruchtquark	a) Fischgratin b) Chinagemüse mit Glasnudeln	Lychees	Sam-Sien-Suppe, Knäckebrot
Sonntag	Haferflockenmüsli	Obst	a) Spargel mit Truthahnbrust/Schinken b) Knoblauchspaghetti, gemischter Salat	Sächsischer Kartoffel-kuchen	Scharf-saure Bohnen mit Karotten und Sellerie, Pfirsich in Weißwein

Lexikon der Zutaten und Kochpraktiken

à la Julienne: In streichholzdünne Streifen schneiden.

Ajawansamen (Adiowan) → Selleriesamen.

Austernsauce *(chin.):* Dickflüssige Sojasauce, die mit Austern gewürzt wurde.

Bahmi Goreng-Gemüsemischung: In getrockneter Form in Spezialitätengeschäften erhältlich.

Bambussprossen: Triebe asiatischer Bambusarten, sehr schmackhaftes Gemüse; in Dosen erhältlich.

Basmati-Reis: Beste Reissorte der Welt, aus Indien, mit feinem nußartigen Aroma (Basmati heißt Duft).

Chili *(Mz.: Chillies):* Kleine rote, sehr scharfe Paprikaschote.

Egerlinge, auch **Steinpilzchampignons:** Etwas dunkler und würziger im Geschmack als Champignons.

Garam Masala: Indische Gewürzmischung aus Kardamom, Zimtstangen, Nelken, schwarzem Pfeffer, Kreuzkümmel und Koriander.

Glutamat: Geschmacksverstärker; Natriumsalz der Glutaminsäure = Mononatriumglutamat.

Herbes de Provence: Provenzalische Kräutermischung.

Hoisinsauce (auch **Pekingsauce**): Dickflüssige braunrote Würzsauce aus Soja, Knoblauch, Chili und anderen Gewürzen, in süß und scharf erhältlich.

Keniabohne: Sehr kleine Prinzeßbohne.

Kardamomkapseln: Gibt es in grün und schwarz, wobei man schwarzen meist nur in Spezialgeschäften bekommt. Er schmeckt mild und besitzt ein nussiges Aroma. Grüner kann aber schwarzen ersetzen. Die Kapseln werden aufgebrochen und die Samen herausgenommen. Keinesfalls gebleichten Kardamom kaufen, das geht auf Kosten des Aromas!

Ketchup (Ketjap) Benteng: Indonesische Sojasauce, in Spezialgeschäften erhältlich.

Krause Glucke: Speisepilz von schwammähnlichem Aussehen, frisch und getrocknet im Handel.

Mangopulver: Blaßgelb, von pikantem Aroma und säuerlichem Geschmack, auch anstelle von Zitronensaft verwendbar. Wird aus unreifen, sonnengetrockneten Mangos (in Indien beheimatet) gemahlen.

Masala *(ind.):* Gewürzmischung.

Monosodiumglutamat: Geschmacksverstärker.

Mu-err: Würzige chinesische Morcheln, getrocknet im Handel.

Nasi Goreng-Gewürzmischung: Gibt es in Spezialgeschäften zu kaufen.

Okra (auch **Bamia** oder **Gombo**): Fingerlange grüne bis gelbliche Schotenfrucht, erinnert im Geschmack an grüne Bohnen. Wächst in tropischen Gegenden an mannshohen Sträuchern, mittlerweile auch rund ums Mittelmeer. In kaltem Wasser waschen und Kappen bzw. Spitzen abschneiden.

Pfannenrühren: Garmethode aus der chinesischen Küche (dort hauptsächlich im Wok, einer tiefen Pfanne, praktiziert), bei der feingeschnittene Gemüse und ebensolches Fleisch kurz und auf den Punkt knackig gegart werden.

Pflaumenwein: Likörweinartiger Aperitif mit 11—14 % Alkoholgehalt. In Ostasien-Läden erhältlich.

Sake: Japanischer Reis-»Wein« mit 16—17 % Alkohol; wird angewärmt aus kleinen Porzellanschälchen getrunken. Kein Wein im eigentlichen Sinn, nur bei uns so bezeichnet. Aus vermaischtem Reis im Brauverfahren hergestelltes alkoholisches Getränk.

Sambal Oelek: Scharfe Gewürzpaste aus Indonesien, auch in gut sortierten Lebensmittelgeschäften erhältlich.

Selleriesamen: Selleriesaat, aus Indien und Frankreich importiert, stammt von einem Verwandten des Küchensellerie.

Sesamsamen: Gibt es geschält und ungeschält im Reformhaus. Geröstet erhält er ein angenehm nußartiges Aroma.

Shiitake: Wichtigster, sehr würziger fernöstlicher Pilz, der in herausgeschlagenen Keilen und Löchern von Shii-Bäumen (Japan und China), aber auch an Stämmen von Eichen und Buchen wächst. Getrocknet und in Dosen im Handel.

Sojasprossen: Gibt es fertig im Glas zu kaufen. Besser und vitalstoff- sowie vitaminreicher sind jedoch frische, selbstgezogene Sprossen. Dazu 1—2 Tassen Mungobohnen (kleine grüne Sojabohnen) in ein Einmachglas geben, mit Wasser begießen und über Nacht einweichen. Das Glas mit einem Stück Gaze o. ä. und einem Gummiband verschließen, das Wasser abgießen, mit frischem Wasser spülen und das Glas umgekehrt auf einen Teller mit einem Hölzchen unter dem Rand schräg stellen, so daß die Luft zirkulieren kann und nichts fault. Jeden Tag spülen und überschüssiges Wasser wieder ablaufen lassen. Nach etwa 4—5 Tagen sind die Keime fertig zum Verzehr und können in einem Glasbehälter im Kühlschrank aufbewahrt werden, wo sie sich etwa 1 Woche halten.

Tandoori Masala: Fertige Gewürzmischung für Tandoori-Gerichte, in Spezialgeschäften zu kaufen.

Tofu: Sojabohnenquark, im Reformhaus erhältlich.

Wasserkastanien: Maronenähnliche Früchte einer ostasiatischen Schwimmpflanze; in Dosen erhältlich.

Zum Schluß noch ein Tip: **Wohin mit den übrigen Eigelb?**

Mit übriggebliebenen Eigelb können Sie beispielsweise Magerquark für die gesunden Familienmitglieder wunderbar cremig rühren oder Suppen legieren, Salatsaucen anreichern (wie bei einer Mayonnaise aufschlagen) oder beim Kuchenbacken einen Teil des Teigs abnehmen und diesen mit zusätzlichen Eigelb verrühren bzw. diesen Teil nur mit Eigelb, den für den Kranken bestimmten nur mit Eiweiß zubereiten.

Es gibt auch diverse Plätzchenrezepte, die nur Eigelb verlangen. Die gesunden Familienmitglieder schnabulieren auch zwischendurch mal ganz gerne Süßes ...

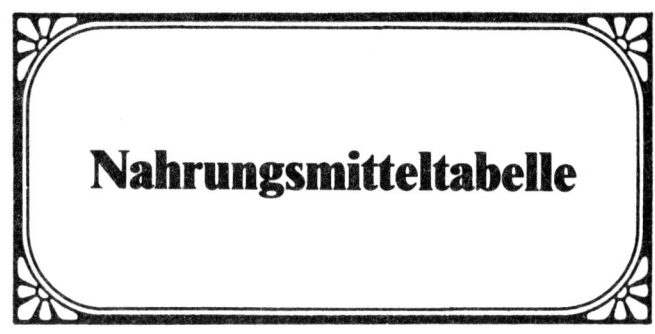

Nahrungsmitteltabelle

Es folgt eine Zusammenstellung der Gehalte an Fett, Fettsäuren und Cholesterin der verschiedensten Lebensmittel.

**Dabei ist zu beachten, daß die Prozentsätze der Fettsäu-
ren sich jeweils nur auf das jeweils vorkommende Fett be-
ziehen, während der Cholesteringehalt — abgesehen von
Milch und Milchprodukten — völlig unabhängig ist vom
Fettgehalt.**

Zeichenerklärung:

•	= es liegen keine genauen Analysen vor
+	= nur in Spuren vorhanden
0	= nicht vorhanden
TK	= Tiefkühlprodukt
Fett i. Tr.	= Fett in der Trockenmasse

Lebensmittel 100 g eßbarer Anteil	Fett	Chole-sterin	Fettsäuren		
			gesät-tigt	einfach unge-sättigt	mehrfach unge-sättigt
	g	mg	%	%	%
Rindfleisch					
Filet	4	70	52	44	4
Keule	7	70	52	44	4
Blume/Rose	19	70	52	44	4
Roastbeef	10	70	52	44	4
Hochrippe	17	70	52	44	4
Brust	21	70	52	44	4
Tatar	3	70	52	44	4
Rinderhack	14	70	52	44	4
Dosenfleisch	14	70	52	44	4
Zunge	16	108	52	44	4
Schweinefleisch					
Filet/Schnitzel, mager	12	70	42	48	10
Keule (Schinken)	24	70	42	48	10
Blatt/Schulter/Bug	23	70	42	48	10
Eisbein	22	70	42	48	10
Kotelett	13	70	42	48	10
Kamm	15	70	42	48	10
Hackepeter (Mett)	25	70	42	48	10
Dosenfleisch	32	70	42	48	10
Zunge	18	140	42	48	10
gemischtes Hackfleisch	20	70	49	44	7
Kalbfleisch					
Filet/Schnitzel, mager	1	70	48	50	2
Bug/Schulter	3	70	48	50	2
Keule	2	70	48	50	2
Kalbsbrust	6	70	48	50	2
Haxe	2	70	48	50	2
Kotelett	3	70	48	50	2
Zunge	6	140	48	50	2

Lebensmittel 100 g eßbarer Anteil	Fett	Chole-sterin	Fettsäuren		
			gesät-tigt	einfach unge-sättigt	mehrfach unge-sättigt
	g	mg	%	%	%
Hammelfleisch					
Keule	18	70	55	41	4
Filet	13	70	55	41	4
Kotelett	32	70	55	41	4
Schulter/Bug	25	70	55	41	4
Wild					
Rehkeule	1	110	66	31	3
Rehrücken	4	110	66	31	3
Hirschfleisch	3	110	66	31	3
Kaninchen	8	110	66	31	3
Hase	3	65	66	31	3
Geflügel (ohne Haut müßten die Werte günstiger sein)					
Ente, mit Knochen	14	60	28	60	12
Ente	17	75	28	60	12
Gans, mit Knochen	20	60	28	60	12
Gans	31	75	28	60	12
Brathuhn, mit Knochen	4	60	28	60	12
Brathuhn	6	81	27	50	23
Huhn, Brust	1	45	27	50	23
Huhn, Keule	3	65	27	50	23
Suppenhuhn, mit Knochen	15	60	27	50	23
Suppenhuhn	20	81	27	50	23
Truthahn, jung mit Knochen	5	•	34	44	22
Truthahn, jung	7	•	34	44	22
Truthahn, ausgewachsen, mit Knochen	11	54	34	44	22
Truthahn, ausgewachsen	15	75	34	44	22
Truthahn, Brust	1	75	34	44	22
Truthahn, Keule	4	75	34	44	22
Pferdefleisch	3	•	•	•	•

Lebensmittel 100 g eßbarer Anteil	Fett	Chole-sterin	Fettsäuren		
			gesät-tigt	einfach unge-sättigt	mehrfach unge-sättigt
	g	mg	%	%	%
Innereien					
Kalbsbries	3	300	48	50	2
Kalbshirn	8	2000	48	50	2
Kalbsleber	4	360	48	50	2
Kalbsniere	6	380	48	50	2
Schweineherz	4	150	42	48	10
Schweineleber	6	340	42	48	10
Schweineniere	5	365	42	48	10
Rinderherz	6	150	52	44	4
Rinderleber	6	265	52	44	4
Rinderniere	6	380	52	44	4
Hühnerherz	6	170	27	50	23
Hühnerleber	5	555	27	50	23
Speck					
fett	89	62	42	48	10
durchwachsen	65	62	42	48	10
Schinken					
Lachsschinken	7	•	42	48	10
Schinken, gekocht	13	85	42	48	10
Dosenschinken, gekocht	11	85	42	48	10
Schinken, roh	33	85	42	48	10
Bündner Fleisch	10	•	•	•	•
Wurst					
Bockwurst	25	100	33	56	11
Bratwurst, Kalb	25	100	48	50	2
Bratwurst, Schwein	32	100	42	48	10
Frankfurter Würstchen	24	65	33	56	11
Weißwurst	27	100	42	48	10
Wiener Würstchen	24	65	33	56	11

| Lebensmittel | Fett | Chole- | Fettsäuren | | |
100 g eßbarer Anteil		sterin	gesät-tigt	einfach unge-sättigt	mehrfach unge-sättigt
	g	mg	%	%	%
Bierschinken	19	85	42	48	10
Blutwurst	39	85	42	48	10
Cervelatwurst	43	85	42	48	10
Corned beef, amerik.	12	70	52	44	4
Corned beef, deutsch	6	70	52	44	4
Fleischwurst	27	85	42	48	10
Jagdwurst	33	85	42	48	10
Leberkäse	30	85	42	48	10
Leberpastete	29	85	42	48	10
Leberwurst	41	85	42	48	10
Frühstücksfleisch	25	85	42	48	10
Mettwurst	45	85	42	48	10
Mortadella	33	85	42	48	10
Salami (deutsch)	50	85	42	48	10
Kalbfleischsülze	7	•	•	•	•
Geflügelsülze	6	•	•	•	•
Lyoner	29	85	42	48	10
Gelbwurst	33	85	42	48	10
Fisch					
Forelle, mit Kopf und Gräten	1	29	29	31	40
Forelle	2	55	29	31	40
Heilbutt	2	50	23	23	54
Hering, mit Kopf und Gräten	10	60	33	47	20
Hering	15	85	33	47	20
Kabeljau	+	50	43	16	41
Karpfen, mit Kopf und Gräten	2	•	33	42	25
Karpfen	4	35	0	0	100
Lachs	14	35	28	41	31
Makrele, mit Kopf und Gräten	8	46	44	27	29
Makrele	12	70	44	27	29
Rotbarsch	4	70	31	41	28
Schellfisch, mit Gräten	+	34	+	+	+
Schellfisch	+	60	+	+	+

Lebensmittel 100 g eßbarer Anteil	Fett	Chole-sterin	Fettsäuren gesät-tigt	einfach unge-sättigt	mehrfach unge-sättigt
	g	mg	%	%	%
Scholle, mit Kopf und Gräten	1	55	+	+	+
Scholle	1	55	+	+	+
Seelachs	1	70	43	16	41
Fischstäbchen	4	•	•	•	•
Räucheraal	29	70	33	54	13
Brathering	15	87	30	50	20
Bückling	16	90	30	50	20
Garnelen	1	138	36	46	18
Hering in Gelee	13	36	30	50	20
Bismarckhering	16	60	30	50	20
Hering in Tomatensauce	15	•	30	50	20
Makrele, geräuchert	16	•	44	27	29
Matjesfilet	23	85	30	50	20
Ölsardinen, abgetropft	14	140	35	35	30
Thunfisch in Öl	21	32	•	•	•
Miesmuscheln	1	150	•	•	•
Fette, Speiseöle, Mayonnaise, Eier					
Butter	83	240	65	31	4
Butterschmalz	100	340	65	31	4
Rinderfett	100	100	54	43	3
Gänsefett	100	75	28	60	12
Schweineschmalz	100	86	42	48	10
Kokosfett	100	0	92	6	2
Diät-Pflanzenfett	100	0	25	15	60
Öle (pro 100 ml)					
Erdnußöl	93	0	16	52	32
Maiskeimöl	93	0	15	38	47
Olivenöl	93	0	14	77	9
Safloröl (Distelöl)	93	0	9	13	78
Sonnenblumenöl	93	0	11	25	64
Diät-Speiseöl	93	0	12	18	70
Diät-Pflanzencromo	73	0	15	20	65
Diät-Margarine	80	0	25	15	60

| Lebensmittel | Fett | Chole- | Fettsäuren | | |
100 g eßbarer Anteil		sterin	gesät- tigt	einfach unge- sättigt	mehrfach unge- sättigt
	g	mg	%	%	%
Sonnenblumenmargarine	8C	0	18	41	41
Diät-Halbfettmargarine	40	0	25	15	60
Halbfettmargarine	40	0	25	28	47
Mayonnaise, fettreich	83	71	14	24	62
Mayonnaise, 50 %	50	27	14	24	62
Salanaise, 35 %	35	27	14	24	62
Vollei (also 100 g Ei)	11	582	37	48	15
Eigelb, flüssig	32	1650	37	48	15
Eiklar, flüssig	+	0	+	+	+
1 Ei, ca. 60 g, Kl. 3	6	307	37	48	15
Milch, Milchprodukte					
Vollmilch	3,5	10	65	31	4
fettarme Milch	1,6	5	65	31	4
entrahmte Milch	+	3	+	+	+
Kaffeesahne (10 %)	10,5	39	65	31	4
Buttermilch	0,5	4	65	31	4
Schlagsahne (30 %)	32	110	65	31	4
Saure Sahne	18	60	65	31	4
Crème fraîche	30	90	65	31	4
Kondensmilch (4 %)	4	12	65	31	4
Kondensmilch (7,5 %)	7,5	25	65	31	4
Kondensmilch (10 %)	10	33	65	31	4
Kondensmagermilch	•	2	•	•	•
Magermilch-Pulver	1	3	65	31	4
Speisequark, mager	0,3	+	+	+	+
Schichtkäse, 10 % Fett i. Tr.	2,4	7	65	31	4
Schichtkäse, 20 % Fett i. Tr.	5	17	65	31	4
Schichtkäse, 40 % Fett i. Tr.	11	37	65	31	4
Käse, 40 % Fett i. Tr.:					
Edamer	23	71	65	31	4
Camembert	21	61	65	31	4
Limburger	20	90	65	31	4

Lebensmittel 100 g eßbarer Anteil	Fett	Chole- sterin	Fettsäuren		
			gesät- tigt	einfach unge- sättigt	mehrfach unge- sättigt
	g	mg	%	%	%
Käse, 30 % Fett i. Tr.:					
Edamer	16	46	65	31	4
Tilsiter	17	49	65	31	4
Camembert	14	38	65	31	3
Käse, 20 % Fett i. Tr.:					
Romadur	9	26	65	31	4
Schmelzkäse	10	29	65	31	4
Limburger	9	26	65	31	4
Käse, unter 10 % Fett i. Tr.:					
Harzer, Korbkäse, Handkäse	1	3	65	31	4
Gemüse					
Artischocke	+				
Aubergine	+				
Avocado	23		20	71	9
Bleichsellerie	+				
Blumenkohl	+				
Bohnenkeimlinge	0				
Bohnen, grün	+				
Bohnen, grün, Dose	+				
Bohnen, weiß, trocken	2				
Bohnen, weiß, Dose	1				
Brokkoli	+				
Champignons	+				
Champignons, Dose	1				
Chicorée	+				
Chinakohl	+				
Endivien	+				
Erbsen, frisch	1				
Erbsen, Dose, abgetropft	+				
Erbsen, trocken	1				
Erbsen + Möhren, Dose	+				
Feldsalat	+				
Fenchel	+				
Gurken	+				

Lebensmittel 100 g eßbarer Anteil	Fett	Chole- sterin	Fettsäuren		
			gesät- tigt	einfach unge- sättigt	mehrfach unge- sättigt
	g	mg	%	%	%
Gurken, mildsauer	+				
Grünkohl	1				
Kohlrabi	+				
Kopfsalat	+				
Kresse (Brunnen-)	+				
Linsen, trocken	1				
Möhren	+				
Paprika	+				
Pfifferlinge	+				
Pfifferlinge, Dose	5				
Porree	+				
Radieschen	+				
Rettich	+				
Rosenkohl	1				
Rote Bete	+				
Rote Bete, eingelegt	+				
Rotkohl	+				
Sauerkraut	+				
Schwarzwurzeln	+				
Sellerie	+				
Spargel	+				
Spargel, Dose	+				
Spinat	+				
Rahmspinat, TK	3	•	•	•	•
Steckrüben	+				
Steinpilze, trocken	3				
Suppengemüse, TK	+				
Tomaten	+				
Tomaten, Dose	+				
Tomatenpaprika, eingelegt	+				
Weißkohl	+				
Wirsingkohl	+				
Zucchini	+				
Zwiebeln	+				

Lebensmittel 100 g eßbarer Anteil	Fett	Chole- sterin	Fettsäuren		
			gesät- tigt	einfach unge- sättigt	mehrfach unge- sättigt
	g	mg	%	%	%
Kartoffeln, Kartoffelprodukte					
Kartoffeln, mit Schale	+				
Kartoffeln	+				
Kartoffelknödelpulver	1				
Kartoffelpufferpulver	1				
Krokettenpulver	2				
Püreepulver	1				
Pommes frites	14		•	•	•
Obst					
Äpfel	+				
Äpfel, trocken	2				
Apfelmus, Dose	+				
Ananas	+				
Ananas, Dose	+				
Apfelsinen	+				
Aprikosen	+				
Aprikosen, mit Stein	+				
Aprikosen, Dose	+				
Aprikosen, trocken	1				
Bananen	+				
Birnen	+				
Birnen, Dose	+				
Brombeeren	1				
Datteln, trocken	1				
Erdbeeren	+				
Erdbeeren, Dose	+				
Erdbeeren, TK	+				
Grapefruits	+				
Guaven	1				
Heidelbeeren	1				
Heidelbeeren, Dose	1				
Himbeeren	+				

Lebensmittel 100 g eßbarer Anteil	Fett	Cholesterin	Fettsäuren		
			gesättigt	einfach ungesättigt	mehrfach ungesättigt
	g	mg	%	%	%
Himbeeren, Dose	+				
Himbeeren, TK	+				
Johannisbeeren, rot	+				
Johannisbeeren, schwarz	+				
Kakifrüchte	+				
Kiwi	1				
Kirschen, mit Stein	+				
Kirschen	+				
Kirschen, Dose	+				
Lychees	+				
Mandarinen	+				
Mandarinen, Dose	+				
Mango	+				
Melone, Wasser	+				
Melone, Honig	+				
Mirabellen mit Stein	+				
Mirabellen	+				
Papaya	+				
Pfirsich mit Stein	+				
Pfirsich	+				
Pfirsich, Dose	+				
Pflaumen mit Stein	+				
Pflaumen	+				
Pflaumen, Dose	+				
Pflaumen, getrocknet	1				
Preiselbeeren	1				
Preiselbeeren, Dose	+				
Quitten	1				
Rhabarber	+				
Rosinen	1				
Stachelbeeren	+				
Weintrauben	+				

Lebensmittel 100 g eßbarer Anteil	Fett	Chole-sterin	Fettsäuren		
			gesät-tigt	einfach unge-sättigt	mehrfach unge-sättigt
	g	mg	%	%	%

Brot, Backwaren, Getreideprodukte

Brötchen	2	0	+	+	+
Grahambrot	1	0	+	+	+
Knäckebrot	1	0	+	+	+
Mischbrot	1	0	+	+	+
Pumpernickel	1	0	+	+	+
Roggenvollkornbrot	1	0	+	+	+
Weißbrot	1	0	+	+	+
Weizenvollkornbrot	1	0	+	+	+
Baisers, gebacken	0	0	0	0	0
Butterkekse	11	32	65	31	4
Salzstangen	1	+	+	+	+
Zwieback, (eifrei)	4	0	+	+	+
Biskuit, gebacken*	5	202	33	48	19
Blätterteig, gebacken*	38	•	•	•	•
Hefeteig, gebacken*	8	4	47	36	17
Mürbeteig, gebacken*	26	56	47	32	21
Rührteig, gebacken	18	74	47	32	21
Honigkuchen	1	•	•	•	•
Lebkuchen, Nürnberger	4	•	•	•	•
Makronen	24	•	•	•	•
Pfeffernüsse	1	•	•	•	•
Spekulatius	12	•	•	•	•
Stollen	19	•	•	•	•
Buchweizengrütze	2	0	+	+	+
Cornflakes	1	0	+	+	+
Eierteigwaren	3	•	•	•	•
Graupen (Gerste)	2	0	+	+	+
Gerstengrütze	6	0	•	•	•
Grünkern	3	0	+	+	+
Haferflocken	7	0	21	39	40
Hafergrütze	6	0	•	•	•

* Mit einer guten Koch- und Backmargarine

Lebensmittel 100 g eßbarer Anteil	Fett	Chole-sterin	Fettsäuren		
			gesät-tigt	einfach unge-sättigt	mehrfach unge-sättigt
	g	mg	%	%	%
Hirse, geschältes Korn	4	0	26	24	50
Leinsamen	31	0	•	•	•
Reis, poliert	1	0	22	38	40
Reis, unpoliert	2	0	22	38	40
Semmelbrösel (Paniermehl)	1	0	+	+	+
Weizenkeime	9	0	22	19	59
Weizenkleie	5	0	19	19	62
Weizenmehl, Type 405	1	0	+	+	+
Weizenmehl, Type 1050	1	0	+	+	+
Weizenschrotmehl, Type 1700	2	0	+	+	+
Roggenmehl, Type 1150	1	0	+	+	+
Roggenschrotmehl, Type 1800	2	0	+	+	+
Weizengrieß	1	0	+	+	+
Weizenstärke	+	0	+	+	+
Süßwaren, Zucker, Nüsse, Eis					
Bonbons	0	0	0	0	0
Karamellen, ungefüllt	0	0	0	0	0
Milch- und Sahnekaramel	14	•	•	•	•
Honig	0	0	0	0	0
Kakaopulver, schwach entölt	25	0	•	•	•
Konfitüre, Gelee	0	0	0	0	0
Konfitüre, brennwertreduziert	0	0	0	0	0
Marzipan	25	•	•	•	•
Nougat	35	•	•	•	•
Schokolade (Milch-)*	31	•	•	•	•
Zucker	0	0	0	0	0
Erdnüsse	48	0	16	52	32
Erdnüsse, geröstet	49	0	16	52	32
Haselnüsse	62	0	7	81	12
Kokosnüsse	37	0	92	6	2

* Anm. d. Verfasserin: Vollmilchschokolade wird im allgemeinen mit Butter (-fett), Milch- und/oder Sahnepulver, manchmal auch mit Kokosfett hergestellt, ist also mit Sicherheit zu vermeiden.

| Lebensmittel | Fett | Chole- | Fettsäuren | | |
100 g eßbarer Anteil		sterin	gesät- tigt	einfach unge- sättigt	mehrfach unge- sättigt
	g	mg	%	%	%
Mandeln, süß	54	0	8	72	20
Maronen	2	0	•	•	•
Paranüsse	67	0	27	34	39
Walnüsse	63	0	11	16	73
Einfach-Eiskrem	3	9	65	31	4
Eiskrem	12	35	65	31	4
Fruchteis	2	6	65	31	4
Milchspeiseeis	3	9	65	31	6
Getränke					
Apfelsaft	0				
Apfelsinensaft, frisch	+				
Apfelsinensaft, Handelsware	+				
Cola-Getränke	0				
Grapefruitsaft, frisch	+				
Grapefruitsaft, Handelsware	+				
Himbeersirup	0				
Johannisbeersaft, rot	0				
Karottensaft	0				
Limonaden	0				
Orangensaft-Konzentrat	1				
Sanddornbeerensaft	2				
Tomatensaft	+				
Traubensaft	0				
Zitronensaft	0				
Vollbier, hell	0				
Malzbier	0				
Dessertwein	0				
Klarer Schnaps	0				
Rotwein	0				
Sekt	0				
Weinbrand	0				
Weißwein	0				
Whisky	0				

Register nach Sachgruppen

BACKWAREN

Aloo Poori (Fladenbrot mit Kartoffeln) 150
Apfeltorte (Apple Pie) 164
Maistortillas 164
Makronen 124
Nan I (Tropfenförmiges Fladenbrot) 150
Nan II (Fladenbrot) 152
Nan III (Fladenbrot) 153
Pizza mit Lachs 63
Sächsischer Kartoffelkuchen 123
Sev (Knabbergebäck) 154

EINTOPFGERICHTE

Bäckerofen, Elsässer 57
Bahmi Goreng 98
Bohneneintopf 113
Chap Chye (Koreanisches Pfannengericht) 100
Chicken Pulao 85
Chili con Carne 104
Chinesisches Gemüse mit Glasnudeln 146
Chop Suey 83
Elsässer Bäckerofen 57
Erbseneintopf 171
Gemüseeintopf 114
Gumbo mit Lachs 107
Hähnchen mit Gemüse 78
Hähnchen mit Pilzen, Gemüse und Mandeln 77
Kartoffeleintopf 169
Linseneintopf 172
Nasi Goreng 99
Rindfleisch mit Pilzen, Gemüse und Knoblauch 82
Rindfleisch mit Zuckererbsen und Wasserkastanien 81
Sagwallah-Fleisch 93
Sukkotasch (Succotash) 105
Tiroler Hähnchenpfanne 72
Würstchen auf Kraut 121

FISCHGERICHTE

Bouillabaisse 61
Fischauflauf 40
Fischgratin 41
Fischpakoras (Marinierter gebackener Fisch) 91
Fischtikka 90
Fisch, überbacken 41
Gebratene Schollenfilets 40
Gebratener Fisch mit Kiwi-Orangen-Sauce 103
Gegrillter Lachs 70
Lachs in der Folie 59
Lachs-Heilbutt-Ragout mit Chinakohl und Reis 84
Schollenfilets, gebraten 40
Tandoori-Fisch 90
Überbackener Fisch 41

FLEISCHGERICHTE

Bœuf Stroganoff 97
Coq au Vin (Hähnchen in Wein) 56
Dahiwalafleisch 94
Frikadellen 43
Frühlingsrollen 73
Geschnetzeltes mit Pilzen 42
Gulasch 42
Hähnchen auf algerische Art 55
Hähnchen auf kreolische Art 107
Hähnchen in Wein (Coq au Vin) 56
Hähnchen mit Pilzen (Pollo ai Funghi) 71
Hähnchen süß-sauer 79
Hähnchentikka 89
Koreanische Schälrippchen mit Sesamsauce (Spareribs) 101
Lammkeule provençale 53
Mogulhähnchen (Mariniertes Hähnchen) 87
Osso buco 69
Pekingtopf süß-sauer 80

Pfeffersteak mit Knoblauch und Rosmarin 54
Pollo ai Funghi (Hähnchen mit Pilzen) 71
Putenragout mit Bananen 86
Sagwallah-Fleisch 93
Süß-saurer Pekingtopf 80
Szegediner Gulasch 95
Tandoori-Hähnchen 88
Tandoori-Lamm 92
Zitronenhähnchen 57

GEMÜSEGERICHTE

Auberginen, gefüllt 58
Auberginenpüree (Burta) 149
Auberginenscheiben, gegrillt 128
Blattspinat 131
Burta (Auberginenpüree) 149
Chinakohl mit Chili und Knoblauch 146
Chinesische Gemüsemischung 145
Chinesisches Gemüse mit Glasnudeln 146
Gebratener Gemüsereis 119
Gedünstete Champignons auf griechische Art 156
Gefüllte Auberginen 58
Gefüllte Auberginenröllchen 141
Gefüllte Paprikaschoten 45
Gegrillte Auberginenscheiben 128
Gemüseauflauf mit Ei 167
Gemüseeintopf 114
Keniabohnen 168
Kohlgratin 104
Obst/Gemüsesaft 26
Pilzgulasch 122
Ratatouille (Südfranzösischer Gemüsetopf) 129
Reis mit Auberginen 66
Rote Bohnen à la créole 106
Scharf-saure Bohnen mit Karotten und Sellerie 148
Shiitake auf provenzalische Art 130
Spargel mit Schinken oder Truthahnbrust 44

GETREIDEGERICHTE

Grünkerneintopf 173
Grünkernfrikadellen 120
Polenta 140
Polenta mit Bohnen (Polenta con fagioli) 140
Vollkornbratlinge 120

KARTOFFELGERICHTE

Backofenkartoffeln mit Kräuterjoghurt 114
Bratkartoffeln 115
Herzoginkartoffeln 126
Kartoffeln, roh gebraten 116
Kartoffelpüree 47
Lyoner Kartoffeln 127
Pellkartoffeln mit Quark 116
Petersilienkartoffeln 117
Rösti 117
Roh gebratene Kartoffeln 116
Schloßkartoffeln 128
Süßkartoffeln nach Art von New Orleans 163

KLEINER IMBISS/BEILAGEN

Gegrillte Auberginenscheiben 128
Handkäse und/oder Sülze »mit Musik« 48
Herzoginkartoffeln 126
Kartoffelpüree 47
Keniabohnen 168
Knoblauchbrot 166
Kräuterquark 118
Maistortillas 164
Petersilienkartoffeln 117
Polenta 140
Raita 150
Rösti 117
Roh gebratene Kartoffeln 116
Tzatziki aus Griechenland 156
Wilder Reis 160

MÜSLIVARIATIONEN

Frischkornmüsli 174
Haferflockenmüsli 176
Saftmüsli 176
Sanddornmüsli 176
Sechskornmüsli 175

NUDELGERICHTE

Bandnudeln mit Lachs 64
Gebratene Nudeln mit Hähnchen
    und Sojasprossen 75
Knoblauchspaghetti 135
Nudelauflauf mit Ketchupsauce
    137
Nudeln mit Hähnchen und
    Auberginen 65
Nudeln mit Tomatensauce 134
Spaghetti Bolognese 64
Spaghetti mit Champignons 135
Spaghetti mit Pilzen 136

REISGERICHTE

Gebratener Gemüsereis 119
Gebratener Reis 143
Gebratener Reis mit Hähnchen
    76
Gebratener Reis mit Pilzen 143
Gefüllte Weinblätter 96
Reisgratin à la Butterfly 102
Reis mit Auberginen 66
Risotto auf Mailänder Art 67
Wilder Reis 160

SALATE

Bohnensalat 110
Cole Slaw (Krautsalat auf
    amerikanische Art) 159
Gemischter Salat 112
Kartoffelsalat 47
Krautsalat mit Sesamsamen 157
Maissalat 111
Nudelsalat 48
Raita 150
Shiitake-Salat mit Tofucroûtons
    158

Sojasprossensalat 157
Spargelsalat 110
Tzatziki aus Griechenland 156
Zucchini-Spinat-Salat mit
    Knoblauchcroûtons 111

SAUCEN

Béchamelsauce 52
Braune Sauce 161
Coulis de Tomates
    (Tomatensauce) 51
Knoblauch-Kräuter-Sauce 118
Kräutersauce 53
Kreolische Kräutersauce 162
Kreolische Sauce 161
Mayonnaise 46
Rote Salatsauce 125
Rotweinsauce 126
Sauce vinaigrette 125
Tomatensauce (Coulis) 51

SÜSS-SPEISEN

Äpfel im Schlafrock 49
Birnen in Rotwein 132
Crêpes Suzette 132
Fruchtquark 122
Obstquark 50
Pfirsich in Weißwein 133
Tofu-Orangen-Creme 162

SUPPEN

Bohnensuppe mit Nudeln 68
Bouillabaisse 61
Erbsencreme mit Austernpilz-
    streifen 39
Gazpacho (Kalte spanische
    Gemüsesuppe) 155
Kartoffelsuppe 170
Kartoffelsuppe mit Shiitake 38
Magere Brühe 37
Minestrone 138
Sam-Sien-Suppe 74
Spinatsuppe 139
Zwiebelsuppe 60

Alphabetisches Register

Aloo Poori (Fladenbrot mit Kartoffeln) 150
Äpfel im Schlafrock 49
Apfeltorte (Apple Pie) 164
Auberginen, gefüllt 58
Auberginenpüree (Burta) 149
Auberginenscheiben, gegrillt 12S

Backofenkartoffeln mit Kräuterjoghurt 114
Bäckerofen, Elsässer 57
Bahmi Goreng 98
Bandnudeln mit Lachs 64
Béchamelsauce 52
Birnen in Rotwein 132
Blattspinat 131
Bœuf Stroganoff 97
Bohneneintopf 113
Bohnensalat 110
Bohnensuppe mit Nudeln 68
Bouillabaisse 61
Bratkartoffeln 115
Braune Sauce 161
Burta (Auberginenpüree) 149

Chap Chye (Koreanisches Pfannengericht) 100
Chicken Pulao 85
Chili con Carne 104
Chinakohl mit Chili und Knoblauch 146
Chinesische Gemüsemischung 145
Chinesisches Gemüse mit Glasnudeln 146
Chop Suey 83
Cole Slaw (Krautsalat auf amerikanische Art) 159
Coulis de Tomates (Tomatensauce) 51

Coq au Vin (Hähnchen in Wein) 56
Crêpes Suzette 132

Dahiwalafleisch 94

Elsässer Bäckerofen 57
Erbsencreme mit Austernpilzstreifen 39
Erbseneintopf 171

Fischauflauf 40
Fischgratin 41
Fischpakoras (Marinierter gebackener Fisch) 91
Fischtikka 90
Fisch, gebraten, mit Kiwi-Orangen-Sauce 103
Fisch, überbacken 41
Fladenbrot Aloo Poori 150
Frikadellen 43
Frischkornmüsli 174
Fruchtquark 122
Frühlingsrollen 73

Gazpacho (Kalte spanische Gemüsesuppe) 155
Gebratene Nudeln mit Hähnchen und Sojasprossen 75
Gebratener Fisch mit Kiwi-Orangen-Sauce 103
Gebratener Gemüsereis 119
Gebratener Reis 143
Gebratener Reis mit Hähnchen 76
Gebratener Reis mit Pilzen 143
Gebratene Schollenfilets 40
Gedünstete Champignons auf griechische Art 156
Gefüllte Auberginen 58
Gefüllte Auberginenröllchen 141

Gefüllte Paprikaschoten 45
Gefüllte Weinblätter 96
Gegrillte Auberginenscheiben
128
Gegrillter Lachs 70
Gemischter Salat 112
Gemüseauflauf mit Ei 167
Gemüseeintopf 114
Geschnetzeltes mit Pilzen 42
Grünkerneintopf 173
Grünkernfrikadellen 120
Gulasch 42
Gumbo mit Lachs 107

Hähnchen auf algerische Art 55
Hähnchen auf kreolische Art
107
Hähnchen, Gebratener Reis mit
76
Hähnchen in Wein (Coq au Vin)
56
Hähnchen mit Gemüse 78
Hähnchen mit Pilzen (Pollo ai
Funghi) 71
Hähnchen mit Pilzen, Gemüse
und Mandeln 77
Hähnchen süß-sauer 79
Hähnchentikka 89
Haferflockenmüsli 176
Handkäse und/oder Sülze »mit
Musik« 48
Herzoginkartoffeln 126

Kartoffeleintopf 169
Kartoffeln, roh gebraten 116
Kartoffelpüree 47
Kartoffelsalat 47
Kartoffelsuppe 170
Kartoffelsuppe mit Shiitake 38
Keniabohnen 168
Knoblauchbrot 166
Knoblauch-Kräuter-Sauce 118
Knoblauchspaghetti 135
Kohlgratin 104

Koreanische Schälrippchen mit
Sesamsauce (Spareribs) 101
Kräuterquark 118
Kräutersauce 53
Krautsalat mit Sesamsamen 157
Kreolische Kräutersauce 162
Kreolische Sauce 161

Lachs, gegrillt 70
Lachs-Heilbutt-Ragout mit
Chinakohl und Reis 84
Lachs in der Folie 59
Lammkeule provençale 53
Linseneintopf 172
Lyoner Kartoffeln 127

Magere Brühe 37
Mayonnaise 46
Maissalat 111
Maistortillas 164
Makronen 124
Mariniertes Hähnchen (Mogul-
hähnchen) 87
Minestrone 138
Mogulhähnchen (Mariniertes
Hähnchen) 87

Nan I (Tropfenförmiges Fladen-
brot) 150
Nan II (Fladenbrot) 152
Nan III (Fladenbrot) 153
Nasi Goreng 99
Nudelauflauf mit Ketchupsauce
137
Nudeln mit Hähnchen und
Auberginen 65
Nudeln mit Tomatensauce 134
Nudelsalat 48

Obst/Gemüsesaft 26
Obstquark 50
Osso buco 69

Pekingtopf süß-sauer 80
Pellkartoffeln mit Quark 116
Petersilienkartoffeln 117
Pfeffersteak mit Knoblauch und
  Rosmarin 54
Pfirsich in Weißwein 133
Pilzgulasch 122
Pizza mit Lachs 63
Polenta 140
Polenta mit Bohnen (Polenta
  con fagioli) 140
Pollo ai Funghi (Hähnchen mit
  Pilzen) 71
Putenragout mit Bananen 86

Raita 150
Ratatouille (Südfranzösischer
  Gemüsetopf) 129
Reisgratin à la Butterfly 102
Reis mit Auberginen 66
Rindfleisch mit Pilzen, Gemüse
  und Knoblauch 82
Rindfleisch mit Zuckererbsen
  und Wasserkastanien 81
Risotto auf Mailänder Art 67
Rösti 117
Roh gebratene Kartoffeln 116
Rote Bohnen à la créole 106
Rote Salatsauce 125
Rotweinsauce 126

Sächsischer Kartoffelkuchen 123
Saftmüsli 176
Sagwallah-Fleisch 93
Salatsauce, rote 125
Sam-Sien-Suppe 74
Sanddornmüsli 176
Sauce vinaigrette 125
Scharf-saure Bohnen mit
  Karotten und Sellerie 148
Schloßkartoffeln 128
Schollenfilets, gebraten 40
Sechskornmüsli 175
Sev (Knabbergebäck) 154

Shiitake auf provenzalische Art
  130
Shiitake-Salat mit Tofucroûtons
  158
Sojasprossensalat 157
Spaghetti Bolognese 64
Spaghetti mit Champignons 135
Spaghetti mit Pilzen 136
Spargel mit Schinken oder Trut-
  hahnbrust 44
Spargelsalat 110
Spinatsuppe 139
Sülze und/oder Handkäse »mit
  Musik« 48
Süßkartoffeln nach Art von New
  Orleans 163
Süß-saurer Pekingtopf 80
Sukkotasch (Succotash) 105
Szegediner Gulasch 95

Tandoori-Fisch 90
Tandoori-Hähnchen 88
Tandoori-Lamm 92
Tiroler Hähnchenpfanne 72
Tofu-Orangen-Creme 162
Tomatensauce (Coulis) 51
Tzatziki aus Griechenland 156

Überbackener Fisch 41

Vollkornbratlinge 120

Wilder Reis 160
Würstchen auf Kraut 121

Zitronenhähnchen 57
Zucchini-Spinat-Salat mit Knob-
  lauchcroûtons 111
Zwiebelsuppe 60